现代检验医学临床应用

杨娟娟　李晓珍　张学美　林梓波　朱占兰　迟　成　主编

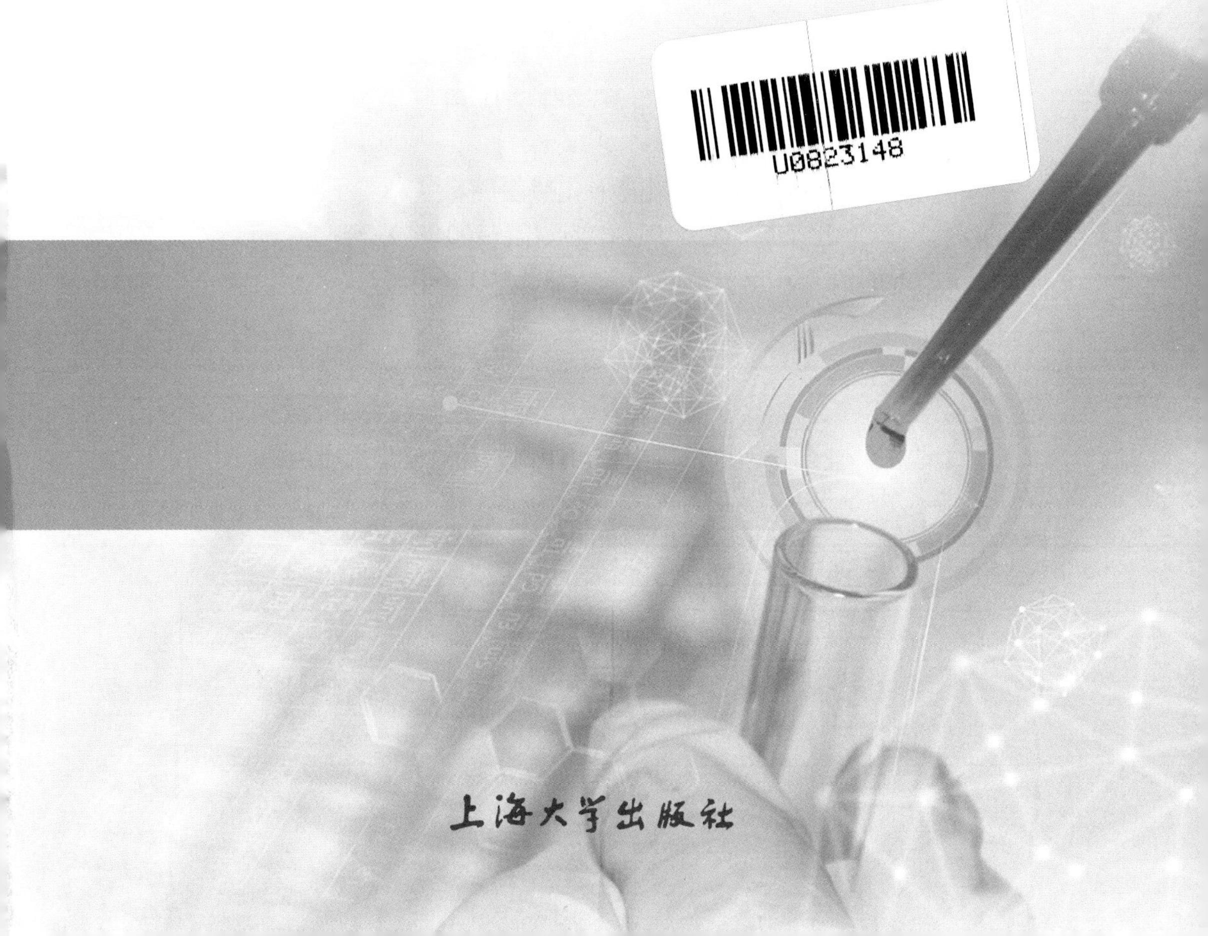

上海大学出版社

图书在版编目（CIP）数据

现代检验医学临床应用 / 杨娟娟等主编. -- 上海：上海大学出版社, 2024. 12. -- ISBN 978-7-5671-5179-6

Ⅰ. R446.1

中国国家版本馆CIP数据核字第2025JZ1360号

责任编辑　徐雁华

封面设计　品雅传媒

技术编辑　金　鑫　钱宇坤

现代检验医学临床应用

杨娟娟　李晓珍　张学美　林梓波　朱占兰　迟　成　主编

上海大学出版社出版发行

（上海市上大路99号　邮政编码200444）

（https://www.shupress.cn　发行热线 021-66135112）

出版人　余　洋

*

山东品雅文化传媒有限公司排版

上海华业装璜印刷厂有限公司印刷　各地新华书店经销

开本 710mm × 1000mm　1/16　印张 11.5　字数 203 千

2024年12月第1版　2025年4月第1次印刷

ISBN 978-7-5671-5179-6/R·98　　定价：98.00 元

编委会

主　编　杨娟娟　东营市人民医院

李晓珍　湛江中心人民医院

张学美　山东颐养健康集团兖州兴隆庄医院

林梓波　广东医科大学附属医院雷州医院

朱占兰　南京医科大学康达学院附属连云港市立东方医院

迟　成　德州市妇女儿童医院（德州市妇幼保健院）

副主编　吴霄杨　大兴区妇幼保健院

江　华　华润武钢总医院

张志阳　新余市渝水区妇幼保健院

赵玉洁　安徽医科大学第一附属医院

刘嘉婧　深圳市第三人民医院

程　琰　中国人民解放军联勤保障部队第九八〇医院

高玲玲　中国人民解放军北部战区总医院

伍　娟　南昌市洪都中医院（江西中医药大学附属洪都中医院）

洪　骏　东部战区总医院

逄　帅　烟台毓璜顶医院

编　委　刘冬雪　中国人民解放军北部战区总医院

张　莹　中国人民解放军北部战区总医院

林素辉　南昌市洪都中医院（江西中医药大学附属洪都中医院）

王国磊　枣庄市立医院

王　丹　枣庄市妇幼保健院

肖立燕　枣庄市妇幼保健院

前言

随着基础医学和临床医学的飞速发展，许多新的技术、新的理念、新的管理模式已融入医学检验实践。检验医学作为“古老”而又“新兴”的边缘学科，发生了本质的变化，从检验技术转变为“检验医学”，使其服务范围、学科建设内涵、技术人员的知识结构和专业设置发生了相应的变化。为适应我国检验医学事业变化及继续教育发展的需要，我们组织编写了此书。

本书以医学检验为主线，以疾病诊断治疗为目标，以检验临床结合为中心，涵盖临床常用检验相关内容。本书坚持基础理论与实际应用相结合，对检验科医师具有一定的参考价值，也可作为各基层医生和医务工作者的学习用书。

本书是经过编委成员的认真撰稿和反复修改，相互审阅后而最终定稿的。虽编写过程经历了多方面的努力，但涉及的学科多、内容新，书中难免存在不足之处，敬请广大读者批评指正，提出宝贵的意见和建议，以便再版时加以改进和提高。

编　者

2024 年 10 月

目　录

第一章

脑脊液检验

人体脑膜、脑室和脉络丛是脑脊液形成、成分组成和循环的解剖结构。保护脑和脊髓有 3 层脑膜：软脑膜、蛛网膜和硬脑膜。脑膜外层是硬脑膜，为致密结缔组织；内层是软脑膜，柔软地覆盖在脑和脊髓上；两者之间是蛛网膜，为一层薄的线状结缔组织膜，附着于软脑膜上。

脑脊髓膜腔位于脑室和蛛网膜下隙之间，是蛛网膜和软脑膜之间的间隙。CSF 由脑室脉络膜丛产生。脑室是脑内四个互相连通的腔隙，CSF 循环是通过 2 个侧脑室和 1 个第三脑室，经导水沟到第四脑室，然后从 3 个小孔排入蛛网膜下隙，循环于脑半球和脊髓的周围，最后通过蛛网膜微绒毛和蛛网膜粒重吸收穿过硬脑膜的静脉窦，从蛛网膜半球进入硬膜窦腔和其他静脉结构。CSF 的基础是血浆超滤液，由特定脑膜上皮细胞的微绒毛分泌入脑室。来自脑间质的蛛网膜外液体是 CSF 的另一来源。

脉络膜丛中央由富含毛细血管的结缔组织组成，外衬表面有许多微绒毛的上皮细胞，微绒毛具有增加表面积、易于分泌和重吸收的作用。上皮细胞有致密的顶膜形成屏障，有助于稳定脑脊液成分。

脑脊液形成机制有 3 个方面，即滤过、分泌和吸收。脉络膜毛细血管内的静水压梯度能促使液体经毛细血管上皮细胞屏障滤入结缔组织，到达上皮细胞内衬。然后，水和溶质通过上皮细胞或顶膜的分泌机制转运，以钠转运为主。选择性代谢物、阴离子、有机物也可重吸收入脑脊液，以除去不良的、潜在的有毒物质。

成人 CSF 参考区间为 100~150mL，儿童为 60~100mL，婴儿为 10~60mL。每天约产生 500mL，每 5~6 小时完全更新一次。

CSF 有很多功能，首先，能防止压力变化，能有效减缓 50~1 500g 压力对脑部冲击作用，能保护脑部重要结构免受颅骨的压迫坏死；其次，能保护神经系统，提供稳态化学环境，是营养物和废物交换的载体；再次，可作为血液和中枢神经系统的缓冲，调节血浆内物质进入脑。在解剖学上，血脑屏障由脉络膜丛上皮细胞和与 CSF 接触的毛细血管内皮组成。某些血浆成分易通过屏障扩散，如葡萄糖和尿素，而某些成分则扩散很慢，如大分子蛋白质和某些药物。

血脑屏障和血-脑脊液屏障的破坏常见于脑膜炎、脑肿瘤和脑梗塞。血液和脑中成分易漏出至 CSF 中，可用理学和化学方法检测。脑脊液标本常需要检测总蛋白质、酶、特异性抗体，甚至是肿瘤标志物。

按欧洲神经科学协会联盟脑脊液常规分析指南，将循证证据分为Ⅰ~Ⅳ等级，将推荐等级分为 A~C 等级。当证据等级为Ⅳ，且工作小组未能达成共识时，则推荐等级规定为“规范实践要点”。EFNS 指南对 CSF 分析的基本质量要求是：应在专门实验室做脑脊液分析；应能定期评估实验室的分析性能；应使用标准化分析技术，结合临床情况解释实验结果（证据等级Ⅰ~Ⅳ）；应开展室内质控并参加室间质评并有证明（推荐等级 A）；检验人员应有接受专门教育和培训的证明（推荐等级：GPP）。

第一节　标本采集与处理

美国临床和实验室标准协会“H56-A 体液细胞成分分析”对标本采集和处理提出共识性要求。

一、采集要求

脑脊液通常由腰椎穿刺收集，也可通过侧脑室或小脑延髓池穿刺获得。必须无菌采样，避免细菌污染。

腰椎穿刺时，几乎所有患者都采用 $L_2 \sim L_3$ 或稍高位置的脊髓末端的延髓圆锥区内穿刺，婴儿和新生儿可采用 $L_3 \sim L_4$ 或 $L_4 \sim L_5$ 穿刺入脊髓蛛网膜下隙。多数成人和儿童采取颈部和膝关节弯曲的侧卧位。新生儿和婴儿偶采取颈部弯曲坐位。

另一采集方法是从硬膜下积液抽取液体。多用于婴儿和儿童患者。此为硬膜下液体，不是脑脊液，没有可做的常规检测，但可做培养。

CSF 标本常应无菌连续采集 3~4 支试管：第 1 管做化学和免疫学检查［如有穿刺创伤出血，则此管不能用于以蛋白质检查为主要目的的 CSF 分析（如疑多发性硬化症时）］；第 2 管做微生物学检查（现不再使用第 1 管，因易受皮肤细菌污染）；第 3 管做细胞计数和分类计数（此管应是 CSF 采集的主要目的，可获准确的细胞计数结果）。如疑恶性肿瘤，则可加第 4 管用于细胞学检查。在 CSF 分析前，非常重要的是，如有问题，则实验室应与临床进行沟通。脑脊液多数不会凝固，偶因穿刺创伤引起凝固，因此，一般无须使用抗凝剂。由于脑脊液量较少，采集总量有限，成人推荐采集量为 10~20mL，婴儿安全采集量不应超过 8mL，颅内高压患者采集量不宜超过 2mL。

二、标本处理和运送

脑脊液标本采集后应在室温条件下尽快送至实验室。脑脊液在采集后 1 小时内就会发生细胞变性，因此细胞计数应尽快完成。用于微生物检验的标本在运送前/后都不应冷藏保存，因为部分微生物的培养条件特殊，并对温度敏感，冷藏保存可能会使其失去活性。

三、脑脊液压力测定

一旦液体流出，将液压计连接到三通活塞上，测量开放压力。婴儿压力应小于 $110mmH_2O$，儿童压力应小于 $150mmH_2O$，成人压力应小于 $180mmH_2O$（肥胖者压力不超过 $250mmH_2O$）。

四、质量保证和建议

EFNS 关于脑脊液采集的质量要求和推荐等级如下：

1. 标本采集、储存

要确保脑脊液检查最佳性能和结果，应有合适而标准化的脊椎穿刺和标本处理方案（证据等级Ⅰ）。

2. 脑脊液分析时限

采集后应立即检验（<1 小时）（推荐等级：GPP）。

3. 脑脊液标本量、分装和储存

总量 12mL 脑脊液，分装 3~4 支无菌试管（推荐等级 B）。CSF 结核分枝杆菌、真菌或寄生虫检查用量为 10~15mL。标本分装前，标本不可沉淀。

短期储存为 4~8℃，长期储存为-20℃。长期储存 CSF 标本只适用于蛋白质和（经适当制备后）RNA 分析（推荐等级：GPP）。

第二节　理学检查

脑脊液理学检查包括离心前的颜色和透明度，以及离心后上清液的颜色和凝固性检查。

一、颜色和透明度

正常 CSF 呈透明无色，但白细胞仅 200 个/微升或红细胞 400 个/微升也可引起浑浊。因须做进一步细胞计数，故没必要给浊度分级。

颜色应根据所含胆红素、氧合血红蛋白（橙色/粉红色）和高铁血红蛋白，相应报告为无色、黄色、橙色、粉红色和棕色等。虽然不同颜色可根据其独特的吸收光谱来鉴定，并用分光光度法来定量，但在常规检验工作中没必要开展。

黄变症是指脑脊液的颜色异常（通常是黄色、橘黄色或粉红色），多数是红细胞溶解导致血红蛋白降解成氧合血红蛋白、高铁血红蛋白和胆红素所致。颜色变化始于脑脊液中出现红细胞 2 小时后，持续 2~4 周。90%以上蛛网膜下隙出血和血清胆红素水平在 100~150mg/L 的患者 12 小时内出现黄变症。CSF 蛋白质水平至少达 1.5g/L（见于许多感染和炎症性疾病）或穿刺创伤含红细胞 100×10^9 个/升，提示出现脑脊液黄变症。

某些病例，CSF 可呈现另一种强烈提示诊断的颜色，如假单胞菌脑膜炎 CSF 可呈亮绿色。

二、凝固性

黏度不做常规报告。正常脑脊液没有凝块，但穿刺创伤会引起凝块。

三、穿刺创伤和蛛网膜下隙出血的鉴别

CSF 中红细胞可因蛛网膜下隙出血（早期发现）或腰穿时造成硬膜外静脉创伤所致。鉴别颅内出血所致红细胞的最简单方法是，检查 CSF 离心后上清液是否呈黄色。按标准采集技术的 3 管采集体系。试管按顺序编号，第 1 管代表初始液体，其他按序编号。对穿刺创伤和蛛网膜下隙出血或出血性休克者的鉴别，可通过连续观察几管的颜色或透明度的差异来判断。穿刺创伤者，液体逐渐透明，第 1 管血液溢出最多，而真性出血者，所有试管颜色均一。

1. 蛛网膜下隙出血

黄变症能由穿刺操作的临床医师观察到，但临床实验室的识别和确认更为准确。当黄变症由极高浓度的血清胆红素（>100mg/L）溢出所致，此类高胆红素血症患者常在腰穿前即可识别（如新生儿黄疸、已知肝病）。此外，新鲜标本离心出现黄变症是存在蛛网膜下隙出血的证据。应注意的是，CSF 蛋白质浓度极高，也可完全阻塞脊椎，致使液体呈黄色而无红细胞。蛛网膜下隙出血所致黄变症可持续几周，其诊断灵敏度高于非增强头颅 CT 扫描，特别是当蛛网膜下隙出血发生在 3~4 天以前。

2. 穿刺创伤

临床上，若 CSF 混合不均匀、逐步透明或凝块形成，临床医师常怀疑为穿刺伤。约 20%腰穿会发生穿刺伤。若伴红细胞数量增加，常提示为穿刺伤或 CNS 出血。连续计数 3~4 管 CSF 中细胞逐渐减低，多提示穿刺创伤，但此法不可靠。有时候，须再次对一个较高的椎间盘进行腰穿以获取透明液体。

CSF 显微镜检查有助于鉴别诊断。发现骨髓细胞提示穿刺创伤，红细胞吞噬现象提示蛛网膜下隙出血。应注意的是，红细胞吞噬现象发生于 CNS 出血数小时后，或穿刺创伤后在试管内形成，因此须尽快处理和检查标本。

第三节 显微镜检查

脑脊液显微镜检查是为了识别细胞、感染性因子、结晶和其他颗粒。在脑脊液穿刺后应尽快做细胞学检查以保持细胞形态，CSF 所含营养物很少，因此细胞退化变性快。重要的是，显微镜检查本身仅是必须的诊断性试验之一，其检查结果尚须与其他检查整合，才能确立诊断。

一、细胞计数

用血细胞计数盘计数细胞。细胞总数增高称为脑脊液细胞计数增加，分为轻度（$5\times10^6/L\sim50\times10^6/L$）、中度（$51\times10^6/L\sim200\times10^6/L$）或高度（多于 $200\times10^6/L$）3 个级别。许多情况下，脑脊液有核细胞计数会升高，其数值对脑膜炎诊断具有特殊意义。病毒性和细菌性脑膜炎时，有核细胞计数会升高，前者以淋巴细胞为主，后者以中性粒细胞为主。脑膜炎时，增加的细胞计数和细菌培养阳性有关联。其他引起脑脊液有核细胞数增高的感染有真菌、分枝杆菌和寄生虫等。

采用血细胞计数盘法做细胞计数，标准化稀释方案与初步估计值和标本是否血性有关。方案应包括何时和如何稀释脑脊液标本，必要的结果计算方法，公式如下：

总细胞计数值/微升＝计数值×计数量×稀释倍数

1. 稀释方案

（1）充分混匀 CSF，若浑浊或不透明，则将 1 滴液体放在载玻片上，判断恰当的稀释方法。

（2）若无须稀释，则直接加入计数池中，在计数盘中静置 5～10 分钟。高倍镜下计数一侧 9 个大格，加上另一侧 1 个大格。

（3）若须稀释，则稀释液用 3mL 生理盐水加 1～2 滴网织红细胞试剂（含新亚甲蓝）混匀而成，不能引起蛋白沉淀，并能将白细胞（有核）和红细胞（无核）细胞区分。使用前，加 1 滴在载玻片上，加盖玻片，观察颗粒或污染物。在工作表上记录。

（4）若标本肉眼观察为血性，则应采用新鲜 10%冰醋酸溶解红细胞，确保白细胞计数正确。

（5）少数情况下，须分别（做 2 次）稀释。当单次稀释不能同时适用于准确计数红细胞和白细胞（如 WBC 1 ∶ 20 稀释但 RBC 须 1 ∶ 100 稀释，或 RBC 1 ∶ 10 稀释但 WBC 须 1 ∶ 20 稀释）时，应分别制作稀释标本。

2. 稀释和计数方法

（1）1 ∶ 10 倍稀释方法：采用 1mL 移液管分配稀释液入 12×75mm 试管，去除 100μl 稀释液，加 100μl CSF 标本。充分混匀，滴入计数池，计数 4 角 4 个大方格内细胞数，乘以 25，即得计数值/微升。

（2）1 ∶ 20 倍稀释方法：采用 1mL 移液管分配稀释液入 12×75mm 试管，去除 50μl 稀释液，加 50μl CSF 标本。充分混匀，滴入计数池，计数 4 角 4 个大方格内细胞数，乘以 50，即得计数值/微升。

（3）1 ∶ 100 倍稀释方法：采用 1mL 移液管分配稀释液入 12×75mm 试管，去除 10μl 稀释液，加 10μl CSF 标本。充分混匀，滴入计数池，计数 25 个中方格中的 5 个，乘以5 000，即得计数值/微升。

3. 红细胞计数

红细胞数量反映中枢神经系统出血或穿刺创伤出血。通过比较采集的第 1 管和第 3 或第 4 管脑脊液标本的红细胞计数，可区分两种出血，最后一管红细胞计数明显降低，是穿刺创伤出血。若是穿刺出血，脑脊液中增加的白细胞数可通过计数脑脊液红细胞数和外周血白细胞/红细胞比值求得，即：

出血增加的白细胞数＝外周血白细胞数×脑脊液红细胞数/外周血红细胞数

出血增加的白细胞数要从脑脊液的白细胞数中减去，以确定没有穿刺出血污染时脑脊液的实际白细胞计数：

实际脑脊液白细胞数＝脑脊液白细胞计数值－出血增加的白细胞数

二、分类计数

一旦得出细胞计数值，常有必要做细胞识别和分类计数。采用细胞离心法制片进行分类，比血细胞计数板识别细胞更好，可识别正常和异常细胞。须注意的是，并非所有非造血细胞都是异常的，而可能是整个病理或标本采集“人为”因素的一部分。

体液涂片制备不适合采用直接楔形制片法，原因是不能完整保存细胞形态。使用细胞离心法制片可形成单层细胞，使细胞集中，最大限度地减少细胞变形。在圆形区域内细胞随机分布，镜检可对有核细胞进行分型。若疑为恶性肿瘤时，因恶性细胞出现概率很低，应对整个涂片进行镜检。

细胞离心机通常由 1 个离心转筒和多个载玻片配件组成。配件包括 1 个放置在载玻片上的过滤卡和装载标本的标本室，以及起固定作用的标本夹。标本室的出口正对过滤卡的圆孔，过滤卡下面有载玻片承接。离心机静止时，标本室中的液体标本不会接触到玻片。离心时液体和细胞离开标本室出口，进入载玻片。过滤卡吸收了液体，而细胞则附着在玻片上。

细胞离心法可将细胞浓缩约 20 倍。即使细胞计数为零的标本在离心后，每张玻片中也约可有 35 个细胞，但对体积小的细胞如淋巴细胞，不具有代表性。离心速度和时间、标本室中样品量、滤纸吸收性能都可影响细胞产量和细胞形态。细胞离心法制片并不复杂，了解一些标本处理及仪器技术可提高制片质量。

制片应选用新鲜、未固定的标本。细胞可能在采样后数小时内开始衰亡，尤其在蛋白质含量低的体液中，如脑脊液。如制片所用时间过长（即脑脊液推片超过 4 小时)，报告中应注明可能因细胞衰亡影响分类计数准确性。

对脑脊液和其他体液来说，对细胞离心涂片进行空气干燥，进行 Romanowsky 染色，有助于清晰观察细胞的细节，与血液或骨髓中对应的同类细胞形态相似。若疑有恶性细胞，采用乙醇固定做 Papanicolaou 染色。常用 Wright-Giemsa 染色做分类计数。

CSF 中出现白细胞主要来自循环血液。正常 CSF 也可罕见源自脉络膜上皮、室管膜上皮或蛛网膜的细胞。CSF 若出现良性细胞也可用于疾病的诊断，如 CNS 出血可见红细胞吞噬现象。单个核吞噬细胞（红细胞吞噬现象、中性粒细胞吞噬现象等）源自血液中单核细胞。CSF 大多数恶性细胞来自转移性肿瘤，多数为乳腺和肺部肿瘤。CSF 恶性细胞不难识别，但某些正常退变细胞，如室管膜细胞可能与肿瘤细胞混淆，需做进一步免疫组织化学或免疫表型检查。诊断标准有助于鉴别个体细胞的类型。

（一）脑脊液正常细胞

1. 正常

（1）成人淋巴细胞：正常 CSF 含有少量淋巴细胞。形态上，细胞类似于外周血。约 75%～95%是 T 淋巴细胞。含有少数单核细胞。淋巴细胞与单核细胞比率常为 7 ∶ 3。

（2）新生儿淋巴细胞和单核细胞：儿童，特别是新生儿，CSF 单核细胞多于淋巴细胞，可达 70%～80%。淋巴细胞和单核细胞和外周血中外观相同。

2. 脑脊液细胞增多

脑脊液细胞增多指是细胞形态正常，但数量异常；如淋巴细胞增多、中性粒细胞增多和嗜酸性粒细胞增多。

（1）淋巴细胞：出现正常或反应性淋巴细胞见于部分脑膜炎如病毒性脑膜炎，神经病变如多发性硬化症和 CNS 动脉炎如结节性多动脉炎。当淋巴细胞活化时，可出现明显的大小和核形变化，包括浆细胞样淋巴细胞、免疫母细胞和淋巴母细胞。以淋巴细胞为主的混合细胞反应常见于结核性、真菌性和钩端螺旋体性脑膜炎。异常淋巴细胞数量增多见于累及 CNS 的白血病和淋巴瘤。

（2）中性粒细胞：多数炎症和反应性疾病可见数量增多。病毒性脑膜炎首先是中性粒细胞数量增多。尤其是在急性感染时，细胞很快退化。查见吞噬细菌可诊断为细菌性脑膜炎。

（3）单核细胞：各类脑膜炎单核细胞均增加，次之是 CNS 出血或梗塞和外来异物反应，如脑室腹膜分流术，伴恶性疾病。大多数病例，单核细胞增加伴淋巴细胞、中性粒细胞和浆细胞增加，称为“混合细胞反应”。CSF 中单纯单核细胞增多很罕见。单核细胞也可见于 Guillain－Barre 综合征，多数患者显示增高，可达 $10\times10^6/L$ 或比此稍低些，少数患者可达 $50\times10^6/L$。25%多发性硬化症患者有 $50\times10^6/L$ 或更多单核细胞。

（4）嗜酸性粒细胞：嗜酸性粒细胞脑膜炎定义为嗜酸性粒细胞超过 $10\times10^6/L$ 或 CSF 细胞分类超过 10%为嗜酸性粒细胞。最常见原因是寄生虫感染。其他病毒性、真菌性或立克次体性脑膜炎偶见 CSF 中嗜酸性粒细胞增高。异物如脑室腹膜分流术、白血病、淋巴瘤和肿瘤、急性多神经炎、药物不良反应也可伴嗜酸性粒细胞增多。

(5) 嗜碱性粒细胞：见于炎症性疾病、寄生虫感染、癫痫后和异物反应，如脑室腹膜分流术。另外，慢性粒细胞白血病正常含有嗜碱性粒细胞数量增加，此病可累及 CNS，嗜碱性粒细胞是主要证据。

(6) 混合细胞反应：由浆细胞、淋巴细胞、中性粒细胞和单核细胞组成。常见于慢性炎症疾病，包括脑膜炎如结核性脑膜炎、钩端螺旋体性脑膜炎和真菌性脑膜炎。

3. 脑室衬细胞（室管膜细胞/脉络膜细胞）

衬于脑室（室管膜细胞）或脉络丛（脉络膜细胞或脉络丛细胞）的细胞可脱落到 CSF 中，特别是新生儿（尤其是早产儿）或脑室分流/储液器中。CSF 直接由脑室、近期 CNS 手术或脑室分流/储液器内获得。脉络膜和室管膜细胞没有诊断意义，但必须与恶性细胞鉴别。

室管膜细胞和脉络膜细胞常不能相互鉴别。其形态学特点是，细胞约 20~40μm；核质比低，小于 1 ∶ 3；细胞呈圆形或卵圆形，可单个，多疏松聚集成堆，有时细胞边界不清呈组织样碎片；核呈圆形或卵圆形，偏位，核膜光滑，核轮廓规则；核染色质分布均匀，呈网状或致密，偶见核固缩；无核仁；双嗜性（粉红色和蓝色）、颗粒状胞质，偶见蓝色（室管膜细胞的特征），可有微绒毛（脉络膜细胞的特征），退化的脉络膜和室管膜细胞可见裸核。须与恶性细胞（非造血细胞）、神经元、软骨细胞、柔脑膜细胞和单核细胞/巨噬细胞鉴别。常见于新生儿、脑室标本、脑室分流/储液器、脑积水、近期 CNS 手术、近期 CNS 创伤、缺血性脑卒中、脊髓造影术后或椎管内治疗。儿童较成人多见。

4. 生发基质细胞

生发基质细胞又称为不能分类的软脑膜细胞，是小型原始样细胞，典型聚集成堆。细胞核质比高，核染色质细致，单个小核仁。生发基质细胞须与脉络膜细胞、室管膜细胞、淋巴母细胞、神经母细胞和髓母细胞鉴别。生发基质细胞源自室管膜细胞下层。主要见于新生儿，大量小血管通过此区域，常见出血，特别是早产儿。

5. 神经组织

神经组织内含毛细血管碎片、纤维脑皮质组织内的神经元（神经节细胞）、神经胶质细胞和这些细胞的碎片。可见于颅内出血、CNS 创伤术后、脑室分流、近期神经外科术后的 CSF 或脑室液体中。

Wright-Giemsa 染色下，神经组织形态较大，占 40 倍视野约一半；呈不规则形，无边界；无清晰外观，呈嗜碱性或粉红色淡染，易碎，伴纤维状、细颗粒状基质，内含毛细血管、神经元、神经胶质细胞、裸核、炎症细胞或无细胞；伴退变的神经元或胶质细胞。无细胞的神经组织碎片不易与硬脑膜碎片区别，硬脑膜是由散在的细胞、疏松的纤维血管基质组成的致密黏膜，位于蛛网膜下隙，覆盖于脊髓和脑上。硬脑膜碎片和神经组织碎片可见于类似的临床病变。

6. 神经元

神经元罕见，常见于近期神经外科手术、CNS 创伤、脑室分流、脑积水和颅内出血。

完整的神经元细胞约 30~50μm；胞质完整，核质比低（1 ∶ 1）；细胞呈锥形或星形；核呈圆形或卵圆形；核染色质呈网状；可见单个居中核仁；胞质可破损，显示长轴突状，若完整，可含嗜碱性 Nissl 物质。神经元常因损伤而脱落入 CSF 中，仅显示致密核和裸核。神经元能通过其锥形外观和轴突状识别。散在的胶质细胞类似单核细胞，很难鉴别。须与硬膜外碎片、脑室衬细胞、柔脑膜细胞和恶性细胞鉴别。理论上，免疫细胞化学方法是有帮助的，但此类细胞较罕见，背景染色较深时很难解释。一旦考虑此可能，对剩余物或液体用细胞离心法制片，做胶原纤维酸性蛋白、S-100 蛋白、神经元特异性烯醇化酶等标志物，或直接涂片做 Papanicolaou 或 Wright-Giemsa 染色，对选择性病例是有帮助的。但是，这些细胞具有典型的微管，若涂片含脑组织碎片，结合临床病史，无须更多证据就能正确识别。

7. 浆细胞

浆细胞有时数量较多，见于 Lyme 病、神经梅毒和囊虫病，也可见于各种非感染性炎症性疾病，如 Guillain-Barre 综合征、结节性多动脉炎、亚急性硬化性脑炎、累及 CNS 的类肉瘤病、多发性硬化症和 Castleman 病。

8. 骨髓细胞

穿刺损伤椎骨后可见正常骨髓成分。若出现巨核细胞，最主要原因是未注意采样抽到骨髓。罕见，须鉴别正常骨髓和白血病进程，但不能由脑脊液检查做出白血病诊断。

9. 吞噬红细胞现象

累及中枢神经系统的各类感染或炎症性疾病，如创伤、出血、梗塞、结核或真菌感染的患者常出现巨噬细胞。也可见于原发性或继发性中枢神经系统肿瘤，储存池病如神经鞘磷脂沉积病，或脑室分流术。

10. 软骨细胞和毛细血管

术后或创伤后可见软骨细胞和（或）毛细血管。罕见原发性中枢神经系统肿瘤，如脊索瘤或胶质瘤的脱落细胞，形似软骨细胞。

（二）脑脊液异常细胞

1. 急性白血病原始细胞

各类急性白血病可累及中枢神经系统，如白血病性脑膜炎。释放到中枢神经系统内的细胞与血液或骨髓内相似。最常见累及中枢神经系统的白血病是儿童的急性淋巴细胞白血病。必须与穿刺性创伤所见的正常骨髓成分鉴别。

2. 慢性淋巴细胞白血病、慢性粒细胞白血病、大纲胞淋巴瘤和 Burkitt 淋巴瘤细胞

慢性白血病所致脑膜炎很罕见。最常见的是 CLL。慢性髓细胞白血病累及脑脊液较少见。后者许多涉及急性白血病期称为“原始细胞危象”。必须与穿刺创伤所见的正常骨髓成分鉴别。

淋巴瘤浸润脑膜，5%~15%患者脑脊液内可出现淋巴瘤细胞。高风险 CNS 淋巴瘤患者伴 ATDS 或其他免疫抑制状态。报道见于各种淋巴瘤，包括 Sezary 综合征，一种皮肤 T 细胞淋巴瘤。原先健康的儿童，最常见累及脑脊液的淋巴瘤是 Burkitt 淋巴瘤。原先健康的成人，最常见淋巴瘤是弥漫性大 B 细胞淋巴瘤。

3. 骨髓瘤细胞

骨髓瘤可累及中枢神经系统，脑脊液中可出现此类细胞。若见到幼稚浆细

胞，考虑骨髓瘤的可能性更大。但出现浆细胞可见于任何反应性疾病。除骨髓瘤患者外，见到浆细胞常提示为穿刺创伤，穿刺针穿过软组织浆细胞瘤，穿刺针穿过脊椎肿瘤进入蛛网膜下隙，或含浆细胞白血病患者的外周血。

4. 髓母细胞瘤和多形性胶质母细胞瘤

大多数原发性中枢神经系统恶性肿瘤位于脑实质的深部，细胞不会脱落到蛛网膜下隙。成人最常见肿瘤包括高度星形细胞瘤（胶质母细胞瘤）和室管膜细胞瘤。儿童原发性肿瘤常见为髓母细胞瘤和视网膜母细胞瘤。中枢神经系统罕见原发性肿瘤包括松果体母细胞瘤、脊索瘤、鳞状上皮细胞癌，出现表皮囊肿与 Rathke 穿孔痕迹或原发性脑膜黑色素瘤。

5. 恶性黑色素瘤和转移癌

30%系统性恶性患者会累及中枢神经系统。最常见系统性恶性肿瘤包括黑色素瘤、乳腺和肺脏。脑部常见转移性肿瘤是黑色素瘤、绒癌和胃癌。儿童最常见累及中枢神经系统的肿瘤为小蓝细胞肿瘤，包括 Wilm 肿瘤、Ewing 肿瘤、神经母细胞瘤和胚胎性横纹肌肉瘤。约 10%脑膜转移癌的原发部位未知。

三、病原体检查

已有许多中小型研究分析了脑脊液病原体诊断试验的灵敏度和特异性，但尚缺乏对照研究。有关微生物检查程序的指证、灵敏度和特异性，尚无有效的研究数据。针对感染性脑脊液的一般检查，现有建议是基于临床实践和理论上似为合理的程序。检测抗原或特异性抗体主要取决于抗原类型。

1. 细菌抗原检测

结果必须与脑脊液显微镜检查和培养结果一起解释。如显微镜检查结果阴性，则不推荐常规检测细菌抗原。不推荐单独的细菌抗原检测（有污染风险）诊断神经系统的细菌感染。

2. 墨汁染色

应用印度墨汁染色进行隐球菌显微镜检查。

3. 革兰染色

应用革兰或亚甲蓝、金胺 O 或齐-尼染色进行结核分枝杆菌显微镜检查。

4. 培养

根据临床表现进行细菌、真菌孵育培养很有用。仅在怀疑脑脓肿时，推荐厌氧培养基。

5. 聚合酶链反应（PCR）

具有速度快、成本低的特点，适应证为：①CSF 显微镜检查、培养或血清学检查不灵敏或不适当时。②虽临床疑似感染性脑膜炎/脑膜脑炎，但培养阴性时。③免疫缺陷患者。PCR 阳性与阴性患者相比，被确诊为中枢神经系统病毒感染的可能性增加了 88 倍。

PCR 阴性可用于中枢神经系统病毒感染的排除诊断，可信度为中等（与 PCR 阳性结果相比，PCR 阴性确定中枢神经系统病毒感染的概率仅为 0.1）。如患病后 3 天内或发病 10 天后采集 CSF 标本，则 PCR 检测结果极可能为假阴性。

在检测与艾滋病相关的中枢神经系统淋巴瘤时，脑脊液 EB 病毒 DNA 检测可作为活动性 EB 病毒感染和淋巴瘤鉴别的工具，EB 病毒 PCR 检测灵敏度为 80%~100%，特异度为 93%~100%。

四、质量保证和建议

EFNS 关于脑脊液显微镜检查的质量要求和推荐等级如下：

1. 细胞计数时限

因红、白细胞均易发生溶解，故应在脑脊液采集后 2 小时内，最好在 30 分钟内完成细胞学检查。

2. 细胞计数器材

脑脊液细胞计数常用 Fuchs-Rosenthal 血细胞计数板（3.2μl），将细胞计数原计数值除以 3，换算至标准容积 1μl 报告。

3. 脑脊液细胞

只要发现异常增多或可疑软脑膜转移或病理性出血，就应评估细胞形态学（细胞学染色）。

4. 脑脊液红细胞

如疑中枢神经系统出血，而细胞学检查无法确定时，推荐在患者发病 2 周后测定胆红素。

5. 细胞学检查

假阳性：误认炎症细胞为肿瘤细胞，或脑脊液污染外周血时。假阴性：中枢神经系统细胞学检查恶性细胞常出现假阴性，提高恶性细胞检出率的方法是，①脑脊液标本量至少 10. 5mL。②细胞学检查结果阴性时，须重复此检查流程。③恶性肿痛细胞检查阳性率，首次腰椎穿刺脑脊液仅为50%~70%，而第二次可提高至 85%~92%，更多次腰椎穿刺的诊断灵敏度仅略增高。

6. 制定细胞学培训计划

可提高脑脊液细胞的正确识别率（从 11%提高到 93%）。

第四节　化学与免疫学检查

CISI 和 EFNS 关于脑脊液化学和免疫学检查及质量保证已有共识性指南。

一、蛋白质

（一）总蛋白和白蛋白定量分析

血-脑脊液屏障的完整性和脑脊液总流量决定了脑脊液蛋白含量。新生儿脑脊液蛋白浓度较高，出生后第一年蛋白浓度逐渐减低，并于童年期保持低浓度。成人脑脊液蛋白浓度随年龄增加。脑脊液/血清白蛋白商可用于评估血-脑脊液屏障完整性。Qalb 由血浆白蛋白浓度进行校正，不受鞘内蛋白质合成影响，且是鞘内免疫球蛋白合成的一个组成部分。Qalb 是一种独立的检测量，使得不同实验室可使用相同参考区间。正常脑脊液蛋白浓度应与患者年龄（新生儿和 60 岁后人群浓度较高）和腰穿部位有关。正常蛋白质浓度确切的上限随检测技术、实验室的不同而异。

1. 总蛋白和 Qalb 浓度梯度

在脑脊液浓度最低，在腰椎液浓度最高。腰椎穿刺时，从最初 0~4mL 到最后 21~24mL 脑脊液，Qalb 显著降低。Qalb 还受体重、性别、下背部退行性疾病、甲状腺功能减退、乙醇消耗量和吸烟影响。不活动卧床患者，脑脊液蛋白体位性浓度较高。

2. 脑脊液蛋白浓度增高

见于，①大多数细菌性（0.4~4.4g/L）、隐球菌性（0.3~3.1g/L）、结核性（0.2~1.5g/L）脑膜炎患者和神经包柔螺旋体病。与其他炎症性疾病相比，细菌性脑膜炎蛋白浓度>1.5g/L，特异（99%）但不灵敏（55%）。②病毒性神经感染者，蛋白浓度增高程度较小（常<0.95g/L）；50%单纯疱疹病毒性脑炎患者在发病第一周蛋白浓度正常。③非感染性疾病，如蛛网膜下隙出血、中枢神经系统血管炎和中枢神经系统肿瘤，脑脊液蛋白增加，有时伴细胞计数增加。④急、慢性炎症性脱髓鞘性多发性神经病患者，血清总蛋白浓度增高伴脑脊液细胞计数正常（蛋白-细胞分离）是标志之一，但在第一周蛋白水平可正常。⑤80%软脑膜转移性肿瘤患者，其中值为1.0~2.4g/L，个别甚至更高。⑥正常脑脊液压力、脑积水、椎管狭窄、多发性神经病、高体重和高体重质量指数，与Qalb增加相关。

总之，总蛋白和Qalb浓度增高主要支持细菌性、隐球菌性和结核性脑膜炎及软脑膜转移性肿瘤的诊断。因两者并非是脑脊液的唯一常规检查，因此，结合CSF其他检查项目，可提高诊断特异性，如吉巴综合征存在蛋白-细胞分离现象。

（二）鞘内免疫球蛋白合成

1. 定量检测

鞘内免疫球蛋白合成增加见于炎症性疾病。Qalb与脑脊液-血清IgC浓度商（QIgG）之间有密切关系，即IgG指数（QIgG/Qalb）。赖伯双曲线公式和Ohman扩展Ig指数均基于IgC、IgA和IgM的Qalb与脑脊液-血清浓度商之间的非线性关系。就诊断灵敏度和特异性而言，要检出鞘内IgG合成，则检测IgG寡克隆带优于测定IgG指数。技术上，检测IgG寡克隆带比定量检测要求更高。在疑似多发性硬化症（MS）患者，当IgG指数>1.1时，可不做寡克隆带分析，此类患者几乎100%均有鞘内合成IgG寡克隆带。

多发性硬化症和其他神经系统疾病患者的鉴别使用非线性公式较好。鞘内IgA、IgG和IgM合成公式有助于鉴别神经系统各种感染性疾病。有研究表明，按赖伯公式测定值的增加并不总反映鞘内IgM合成，在一些非炎症性疾病患者，虽其值增加，但脑脊液并无 IgM 寡克隆带。总之，在神经系统疾病诊断中，尚无证据支持使用常规定量法评估鞘内 Ig 合成；在疑似 MS 情况下，可用 IgG 指数作为确定鞘内 IgG 合成的一种筛选程序。

2. 定性检测

检测脑脊液鞘内寡克隆 IgG 在诊断上很有用，是实验室支持临床诊断 MS 的标准之一；也有助于诊断中枢神经系统自身免疫性疾病，如副肿瘤性疾病和中枢神经系统感染。利用电泳技术可根据所生成的抗体克隆数量对体液免疫反应进行分类。

以往的方法已被更灵敏的等电聚焦电泳和免疫固定电泳技术所取代。在中枢神经系统非感染性炎症性疾病中，有Ⅰ级证据支持用预测性和诊断性的脑脊液 IEF 试验诊断 MS；在其他非中枢神经系统感染的炎症性疾病，有Ⅱ级和Ⅲ级证据支持用脑脊液 IEF 试验对其他诊断试验进行补充。

（三）脑脊液抗体指数

指脑脊液鞘内特异抗体合成的估算，大于 1 为阳性。计算公式为：

抗体指数（AI）=（CSF 抗体浓度×血清 IgG 浓度）/（血清抗体浓度×CSF IgG 浓度）

鞘内 IgG 合成可用不同的定量方法进行检测，但至少对 MS 诊断，用合适方法检测寡克隆带优于任何现有方案。其他鞘内炎症性疾病，如中枢神经系统感染，应首选由非线性公式计算鞘内 IgA 和 IgM 合成，不用线性 IgA 和 IgM 指数。

二、葡萄糖

1. 应同时检测 CSF 和血浆葡萄糖

因葡萄糖主动跨越血脑屏障进行转运，故 CSF 葡萄糖浓度，直接与血浆浓度成正比。正常 CSF 葡萄糖浓度为血清值 50%~60%。

2. CSF/血浆葡萄糖

如比率<0.4~0.5，考虑为病理性。

3. CSF 葡萄糖浓度增高

无特异性诊断价值，而与血浆葡萄糖浓度增高相关，如糖尿病。

三、乳酸

脑脊液乳酸测定重要性类似 CSF/血浆葡萄糖比率；但脑脊液乳酸浓度不依赖于血浓度。除线粒体病外，脑脊液乳酸与 CSF/血浆葡萄糖比率呈负相关。乳酸增高可早于葡萄糖浓度减低。脑脊液乳酸增高提示细菌性、真菌性感染或软脑膜转移性肿瘤。

四、酸碱度

1. CSF-pH

略低于动脉血 0.1 个单位，约为 7.30~7.36。动脉血 pH 波动时，CSF-pH 仍维持基线水平，除非持续的酸中毒或碱中毒。pH 调节涉及控制 CSF 碳酸氢盐浓度的补偿机制。

2. 原发性 CSF 酸中毒

见于中枢神经系统疾病（如蛛网膜下隙出血、细菌性脑膜炎和创伤）。此时，动脉血 pH 正常。二氧化碳饱和度、HCO_3 和 pH 测定虽有意义，但不作为常规临床应用。

五、其他

1. 脑脊液 14-3-3 蛋白检测

作为快速神经退行性变的生物标志物，见于克-雅病。同 S-100B 联合，是胶质细胞增生的标志物。结合其他检查，可提高诊断灵敏度。

2. 脑脊液 tau 蛋白、磷酸化 tau 蛋白（P-tau）和淀粉样蛋白 Aβ1-42 抗体检测

用于慢性神经系统疾病，如阿尔茨海默病生物标志物和代谢组学研究。

3. 肿瘤标志物检测

灵敏度和特异性差，其应用有限。这些标志物可能是非特异性的，如 β-葡萄糖醛酸苷酶、乳酸脱氢酶、β_2-微球蛋白、癌胚抗原、中枢神经系统穿透分子

(如基质金属蛋白酶、组织蛋白酶)、肿瘤细胞趋化因子和血管内皮生长因子受体增高，可强烈提示软脑膜转移性肿瘤，但灵敏度（51.4%~100%）和特异度（71%~100%）变化很大，也无足够的灵敏度提高细胞学诊断性能。肿瘤细胞趋化因子 CXCL12 和 CXCL13 有介导中枢神经系统淋巴瘤细胞的趋化作用，而测定脑脊液CXCL13可作为预后指标。

特定器官特异性肿瘤标志物有 CA 15-3、CA 125、CA 19-9、CA 724、AFP、NSE、CYFRA 21-1 和 β-HCG 等。如 CSF 中增高而血清中增高不明显时，对软脑膜转移性肿瘤诊断相对特异。如 CSF AFP 和（或）β-HCG 增高，可用于诊断儿童中枢神经系统转移性生殖细胞瘤。

4. 抗凝血酶

增高见于中枢神经系统淋巴瘤患者，并与总生存率缩短和对化疗反应差有关。

5. 免疫球蛋白重链（IgH）基因重排

脑脊液 PCR 分析 IgH 基因重排，其检测灵敏度为 58%，特异度为 85%。

六、质量保证和建议

EFNS 关于脑脊液化学和免疫检查的质量要求和推荐等级如下：

1. 脑脊液与血清白蛋白浓度商

作为检测血-脑脊液屏障功能，与总蛋白检测相比，目前尚无大样本的未选择患者的确凿数据。CSF 蛋白质检测可源自血液或脑室，故应使用相同方法平行检测 CSF 和血清标本蛋白质，以减少变异。应采用 Qalb 而非总蛋白浓度值，使 CSF 蛋白质定义既明确又不受其他蛋白质干扰。

2. 脑脊液葡萄糖

CSF 标本中葡萄糖易发生降解，故采集后须立即测定。

第五节 自动化检查

在适当情况下，自动化体液计数方法比手工法能计数更多的细胞，提高了精密度。可进行体液细胞计数的仪器类型和检测方法很多，包括电阻抗、数字成像流式细胞术、流式细胞术、光散射、染色、荧光、核酸荧光标记，或联合运用这些技术。制造商应声明仪器的预期用途，明确何种类型的体液已获监管机构批准，可用仪器检测。

脑脊液标本中细胞数较高的，可用自动化仪器计数；而细胞数较低时，则仪器检测灵敏度就会受限制，应参考仪器的要求进行调整，仍须人工计数。

检测特殊体液（如 CSF）标本应遵循制造商的推荐程序。使用自动细胞计数仪的关键是能否确保对体液细胞数量低的标本也能提供可靠的计数结果。因此，每个实验室须制定有核细胞和红细胞计数的最低检测限，如低于该值时，仪器分析结果就不可靠。检测限不应低于制造商推荐的限值。临床实验室须建立自动细胞计数仪的可接受范围，当细胞计数低于下限时应确定使用替代方法。当仪器报警时，临床实验室应有替代方法来验证结果，还应说明何时需手工分类计数，作为自动方法的补充。

一、流式细胞术法

目前，采用流式细胞术法作体液细胞分析的仪器有两类：一类是流式细胞仪，基于细胞免疫表型的特点，可对体液中细胞做免疫表型分析；另一类是血液分析仪，能进行自动的细胞计数和简单分类。仪器有助于检测每个细胞的范围特征、细胞绝对数，具有高灵敏度和特异性。

现有的多种型号血液分析仪能对体液细胞进行自动计数，虽能提高检测的精密度和缩短周转时间，但也有不少问题。例如：体液基质不同于血液，大细胞（如间皮细胞、吞噬细胞、肿瘤细胞）或非细胞颗粒（细菌、隐球菌）会干扰检测。基于电阻抗技术的多数血液分析仪背景计数很高，对体液（如 CSF）中少量细胞的计数结果准确度不高。当细胞数量小于 10×10^6/L 时，仪器就不能进一步分类。

在 CSF 细胞计数时，能提供总有核细胞数、WBC 计数和 RBC 计数，有的还能提供 WBC 部分分类，即单个核细胞（淋巴细胞和单核细胞）和多个核细胞（中性粒细胞、嗜酸性粒细胞、嗜碱性粒细胞），并提供计数结果和散点图。也可用于胸腔积液、腹腔积液、透析液和心包腔积液细胞计数。

流式细胞仪是一种能够检测单克隆 B 淋巴细胞（占总数的 0.01%）异常灵

敏的方法；对 CSF 血液恶性肿瘤细胞的检出率达 86%，高于传统的形态学分析。流式细胞仪检测可定位 CSF 可疑恶性血液病患者软脑膜转移，深入了解多种神经炎性疾病，如多发性硬化症和神经系统副肿瘤综合征发病机制。

在技术上，流式细胞仪检测面临脑脊液低细胞数、白细胞存活率快速减低的挑战。流式细胞仪、显微镜和分子技术均有各自长处，互相结合最为理想。使用细胞离心法，免疫细胞化学方法检测脑脊液细胞表面抗原。此技术检测血液恶性肿瘤的软脑膜定位的灵敏度为 89%~95%，特异度为 89%~100%；但仅用于强烈怀疑有中枢神经系统软脑膜转移的血液恶性肿瘤，而 CSF、细胞学检查阴性的患者。

二、数字成像分析法

自动显微镜分析仪与血液分析仪的测定方法不同，既可用于尿液细胞和颗粒的分析，也可用于体液细胞的计数，包括脑脊液、胸腔积液、腹腔积液、透析液、腹腔灌洗液、心包腔积液和关节腔积液等液体。与尿液分析相同的数字流式细胞影像技术能显示数字结果和细胞数字影像，并由人工进行编辑。无须预先清洁或标本处理，可随时分析体液标本。

三、质量保证和建议

自动化体液计数仪应遵循制造商说明使用，正确选择适当的体液进行检测。推荐使用已经确认并注明预期用途的仪器。在临床实验室修改已确认的检测系统，或使用制造商未说明性能特征的仪器时，须在患者检测报告之前，先验证检测系统的性能特性，包括准确性、精密度、分析灵敏度、分析特异性（含干扰物质）、检测系统结果报告范围、参考区间和测试所需其他性能特征。

与手工法相比，仪器提高了计数的准确度、精密度和效率。但如何验证自动化仪器计数体液细胞的性能是临床实验室所面临的诸多难题之一。2014 年，国际血液学标准化委员会的体液细胞自动计数仪性能和验证国际工作组，为提供准确而可靠的自动体液细胞的计数结果，发布了有助于临床实验室计划和实施自动细胞计数仪验证的指南。

在加拿大、美国、英国和日本的实验室展开了一项实践调查，以确定使用仪器计数体液细胞的实验室数量和仪器计数的性能指标。根据调查结果，国际血液学标准化委员会成立了体液细胞自动计数仪性能和验证国际工作组。为了提供自动体液细胞计数准确可靠的结果，工作组制定了一套有助于实验室规划和实施自动细胞计数仪验证的指南，经 ICSH 大会讨论并通过国际专家组审核后，进一步形成了共识。

（一）现状

由加拿大质量管理计划-实验室服务制定的调查问卷，分发到参加加拿大 QMP-LS 的实验室、美国病理学家学会的实验室和英国血液室间质量评价计划的实验室，以及参加日本实验血液学学会性能验证计划的实验室。调查问卷的目的是：确定实验室是否使用自动仪器计数脑脊液和其他体液细胞；如何确定这些仪器的性能特征。实验室需说明仪器的性能特征，以确定仪器是否符合体液细胞计数的质量要求。各实验室的仪器性能有很大的差异，包括精密度（19%~83%）、正确性（26%~86%）、灵敏度（11%~64%）、特异度（5%~33%）和可报告范围（2%~71%）。与精密度和正确性相比，对灵敏度、特异度和可报告范围进行了评估的实验室较少。北美地区进行仪器这些性能的验证比英国和日本的频率更高。调查还询问了实验室采用何种程序来保证结果的质量。这些程序包括实验室是否做体液质控标本、检测标本前是否做背景计数，以及对假性检测结果有无处理的程序。须注意的是，仅有少数实验室使用独立的体液细胞计数质控品。

因此，ICSH 指出在使用具有体液检测模式的自动化方法做体液细胞计数时，临床实验室应验证制造商声称的每一类型体液的检测性能特征，包括 CSF、浆膜液（心包腔、胸腔、腹腔）和滑膜液，特别重要的是，要验证仪器能准确计数低值细胞的性能，低值细胞计数常见于各种体液尤其是脑脊液标本。

（二）自动化方法性能验证

ICSH 文件指出，提供仪器有能力报告可靠结果证据是规范实验室的做法，在有些国家这是法规的要求。与外周血相比，体液有不同于全血的基质，所含细胞种类也不同。因此，确保临床实验室对准备分析的每种体液类型的结果生成具有真实性和可靠性则很重要。外周血标本不能用于确认或验证。许多仪器有专门的体液模式，因此，对全血细胞计数的验证不能满足体液细胞计数报告的法规要求。每个临床实验室应确定自己的体液细胞计数模式的可接受性，连同性能指标的研究。

如临床实验室有多台仪器，或医疗大集团整体健康网络一部分，则可对其中一个地点一台仪器进行完整验证，其他仪器则可进行转移验证；若仪器来自同一制造商且型号相同，也就是说，对其他仪器无须进行完整验证，但在开展临床实验室认可的其他地点，须有来自仪器经完整验证可用数据。如实施患者相关性研究的完整确认需 40 例标本。只要能保证标本在运送过程中的完整性，就可在不同地点共享标本。

1. 正确度

正确度可用两种不同的方法进行验证：①可使用分割标本进行比对试验，通常至少有 40 例均匀覆盖可报告范围的患者标本。结果与实验室定义的限值进行比较，以判断差异有无显著性。若以手工计数为比较方法，则难度较大。②可使用定值的参考物质，如商品化质控品的预期回收值。实验室应设定可接受范围的限值。

2. 精密度（重复性）

必须对仪器精密度进行评价，需考虑所有可能影响仪器的变异因素。重要的是，测试标本应与临床标本具有相同特性。建议检测≥2个浓度的标本，通常采用 1 个高浓度和 1 个低浓度，包括一个任意的医学决定水平的标本。建议所有标本应至少测定 10 次，以确定批内精密度。完成 10 次有困难时，应视可用标本量而决定次数，而有效统计至少应检测 5 次。

还应测定标本在一段时间内的再现性。因标本不稳定，故不可能在不同的日期测定同一标本，但可用仪器的体液质控品做精密度研究。

3. 相关性

应按临床实验室可接受的程序和制造商建议的方法来处理与检测标本。可用实验室当前使用的、制造商声称的方法或参考方法进行研究。应注意的是，大多数情况下，由制造商提供的用于确认的方法是基于手工计数法。

建议至少检测 40 例标本，且应覆盖分析测量范围，特别是医学决定水平。每一类型体液应做相关性确认。要确定分析测量范围限值的偏倚，体液计数必须有高值和低值。这对小型实验室来说可能很难，但标本越多，则相关性越好，且对抗系列性标本干扰物的机会就越大。如参考方法是手工计数法，则建议对同一标本计数 2 次，以提高手工计数的精密度。应考虑标本的稳定性。为避免标本储存成为可变因素，标本应在相同条件下储存，并在 2 小时内检测完毕。

CLSI H56 文件指出，自动化仪器法和参考方法的相关性研究最好采用回归性分析来确定相关系数、斜率和截距，有关方法比对详细要求见 CLSI EP9 文件。

4. 携带污染

要确保高浓度标本不会对随后标本造成正偏倚，从而导致假性增高的结果，这对 CSF 标本尤为重要。建议在检测体液标本前先做空白测试，同样重要的是，要确保在分析体液标本前，吸入非血液的液体不会引起体液标本的稀释，从而造成假阴性结果。

应先检测高计数值标本，随后测定低计数值标本。高值标本应测定 3 次，记为 A1、A2 和 A3，随后测定低值标本 3 次，记为 B1、B2 和 B3。计算携带污染：

$$\text{携带污染率}=\frac{B1-B3}{A3-B3}\times 100\%$$

有些临床实验室在分析体液标本前先检测空白标本；同样重要的是，要确保此做法不因预稀释而造成结果假性减低。如按临床实验室可接受性标准，当携带污染不可接受时，则要求仪器进行维修或保养，然后再重复携带污染研究。

CLSI H56 文件指出，上一个标本对下一个标本检测的影响应最小化。如血性脑脊液不能影响到随后的清澈无色的脑脊液。任何被污染的检测结果应是无临床意义的。携带污染有 2 种类型：①阳性携带污染。②阴性携带污染。阳性携带污染指高浓度标本对后续低浓度标本的影响；阴性携带污染指低浓度标本对后续高浓度标本的影响。检测时，稀释液/清洗剂对标本的稀释效应也属此情况。有许多方法可检测携带污染。

5. 检测下限

检测下限可能是最关键的验证步骤之一，尤对 CSF 细胞计数。制造商必须规定总有核细胞计数和红细胞计数的下限，且此下限不应低于制造商建议的限值。临床实验室计划分析的所有体液类型均应实施检测下限的验证，以证明标本的基质效应。验证时，没有必要使用不同批号的试剂。

了解各种低浓度不同限值及其之间关系，并验证制造商声称的限值很重要。

（1）空白限：是多个空白标本经重复测量，所获得的空白标本最高测量值。

LoB 验证：如可能，则重复测定一种类型以上、不含任何细胞的体液。建议使用体液标本，以避免基质效应，但如不可能使用体液标本，则可用稀释液。每个标本应至少重复检测 10 次。考虑到实验室环境不同，此项研究至少应进行 2~3 天。没有必要连续数天进行检测，此取决于标本的可用性。如制造商有特定的 LoB，而重复测定的结果中最少有 3 次小于或等于制造商 LoB，则可接受制造商声称的 LoB。

（2）检出限或分析灵敏度：是标本中能检出的分析物最低测量值，通过重复检测至少 4~6 个低浓度细胞计数的标本而获得，标本浓度通常在 LoB 到 4 倍 LoB 范围内。

LoD 验证：如制造商有特定的 LoD，则采用等同于制造商声称的低浓度标本和相同的程序。如 95%的结果一致，则可使用制造商声称的 LoD；否则，实验室必须建立自己的 LoD。

（3）定量限：是在可接受的精密度和正确度下，可检出的标本分析物最低测量值，须符合临床实验室对准确度或总允许误差的要求。各限值之间的关系是 LoB<LoD≤LoQ。LoD 和 LoQ 常为相同的值，但必须高于 LoB。

LoQ 验证：无论观察到的 LoD 精密度是否符合临床实验室设定的可接受精密度目标，均需做 LoQ。可使用检测 LoD 相同的过程测定 LoQ。LoD 或 LoQ 是可靠检测的最低细胞计数值，故符合临床实验室不确定度即偏倚和不精密度的目标。

CLSI H56 文件指出，制造商须注明灵敏度限值，即每种体液成分的最低检出浓度。临床实验室操作规程应详述遇到标本成分浓度接近或低于灵敏度限值时应采取步骤（如浓度接近或低于灵敏度限值时替代方法）。仪器准确可靠地检测并计数低浓度红细胞和有核细胞能力很重要。灵敏度取决于仪器携带污染、精密度和正确度，须对制造商确定的检测限进行灵敏度验证。有关检测限验证的详细要求见 CLSI EP17 文件。

6. 分析特异性（包括干扰因素）

制造商应确定任何可能会导致结果错误的干扰物。体液中干扰物可以是小凝块、结晶等任何物质，临床实验室应查出这些干扰物对结果的影响。研究应预先确定考虑实验室的特定患者群体，应涵盖各种体液类型，包括有干扰物的体液和来自各种疾病状态患者的体液。此项研究可纳入患者的相关性研究。

CLSI H56 文件指出，仪器准确识别体液有形成分的能力可能会受到干扰物质的影响。制造商应清楚标识体液检测时，任何可能的干扰物质。有关方法精密度和正确度验证的详细要求见 CLSI EP5 和 EP15 文件。

7. 分析测量范围

指细胞计数的范围，是仪器未经任何预处理（如稀释标本）能准确测量的能力。应使用和体液基质相似的标本进行研究，因此，建议临床实验室对仪器预期要检测的每一类型体液均作线性研究。

制造商必须确定 AMR，临床实验室有责任验证这些声明。此可经检测制造商声称的线性范围内 5~7 个浓度予以证明，每个浓度应重复测定 3 次，并使用制造商建议的稀释液。重要的是，要使用医学决定值、最高浓度和检测下限值的细胞计数浓度，尤其是 CSF 标本。

在验证期间，可能很难找到高浓度的标本。若日后收到高值标本可再复做线性研究，并更新临床实验室方案，以反映更高的检测上限。

CLSI H56 文件指出，制造商须注明所测体液中每种成分的可接受 AMR。临床实验室操作规程应详述遇到标本浓度超过 AMR 限值时须采取步骤（如对浓度超过 AMR 上限时稀释处理，或低于 AMR 下限时替代方法）。

（三）质量保证要求

自动计数的体液标本与外周血标本的处理过程不同。临床实验室应注意标本采集过程的分析前变异，包括影响可报告结果的容器类型、标本运送和储存。标准操作规程应包括标本处理、仪器模式更改和标本检测等所有步骤。每个临床实验室必须有标准操作规程，此规程应遵循所在地区建议的指南。

1. 标本前处理

制造商声称的预期用途必须表明标本检测前是否须做特殊处理。如为了降低滑膜液标本的黏度，会用透明质酸酶对标本进行预处理。很多文献报道标本采集后数小时内就会发生细胞退化、溶解和细菌生长，此取决于所用时间、贮存条件和标本类型。应在标本稳定的时间内检测标本，而两种方法之间的相关性比较则应在 2 小时内完成。

2. 标本量

大多数临床实验室进行验证或确认研究时，面临的最大障碍可能是标本的可利用性。一旦决定做自动体液计数，就应将数据收集整合到每日常规的工作之中。每次收到标本时，应采用两种方法检测，即当前方法和验证方法，并保存数据供日后统计比较。累积数据应定期审核，以确保各类体液都得到验证，并确定何处存在较差的相关性，应在标本之间查找各种常见原因。

对小型临床实验室而言，要满足验证研究所需标本数量会很难。重要的是，只有足够的标本量才能达到有效的统计，并确保仪器能提供真实的结果，特别是在医学决定值的水平上。在实际问卷调查中，对验证标本用量问题进行了提问，而实验室使用的标本量为 1～10 份，有的甚至大于 80 份。为了有效统计，对每一标本类型，建议至少使用 40 份标本进行研究。

3. 背景核查

在检测任何标本尤其是 CSF 标本前，应确保吸样通道清洁，以避免标本受污染。如在开管模式下检测标本，对进样针外部进行清洁也是规范实验室的做法。背景计数必须小于或等于空白值下限，否则应重做。如重做后背景计数仍很高，则仪器应进行清洗或日常维护。

4. 处理假性结果的程序

检测结果未经复核，则不应接受；此时，大多数系统会出现报警。临床实验室操作程序应说明体液标本发生报警时，应如何进行调查和采取所需的措施。这些程序应包括：如何检出造成假性结果的各种碎片或细胞团块，以及表明是否有必要使用替代的计数方法。方法可采用外观检查或湿片显微镜检查。如实验室政策认为，对不可弥补的标本，即使不合格，也应检测，则实验室检测报告应包括对这些不合格的发现及对结果准确性影响程度的描述。

还应注意鉴别标本中非细胞物质，特别是引起计数结果假性增高或阻塞计数孔的物质。

5. 结果超出报告范围的处理程序

当检测结果超出实验室验证的 AMR 时，临床实验室必须确定每种体液的可报告上限和下限（见分析测量范围和线性）。临床实验室应有处理超出可报告范围上限和下限标本的书面程序，包括结果超出 AMR 实施稀释的程序。

6. 测量单位

要求临床实验室表明用于报告体液细胞计数的测量单位，而调查结果显示临床实验室使用了不同的测量单位，可造成医生的困惑。因此，建议自动体液计数使用与全血细胞计数相同的测量单位，还消除可能导致错误结果的计算过程。在患者报告中应明确标明所用的测量单位。

7. 室内质量控制

必须对定量检测体液标本的分析系统进行控制。虽然有可用的商品化体液质控品，但也存在一些困惑，即有无必要做独立的质控，或是否可接受日常使用的商品化 CBC 质控品。新近的血液分析仪具有特定的体液检测模式，而重要的是，要了解此模式与 CBC 模式相比，是否有不同的检测通道、吸样路径、标本稀释、报告模式、计数体积或细胞分析。如体液标本采用不同的检测方法，则须有独立的质控品。也有用于检测仪器体液 AMR 下限值的商品质控品。其他应考虑的是细胞分类计数是否由仪器报告。有些仪器报告两分群细胞，此为体液商品化质控品的组成部分。

CLSI H56 文件指出，对自动化仪器进行质控可确保仪器运行正常，并符合制造商操作说明。注意质控品应与标本处理和检测过程一致（如两者检测通道一样）。适当的质控检测包括检测系统的背景计数，对须使用体液检测系统的其他液体（如稀释液、细胞溶解剂等不属于仪器主要检测液体）也要做质控。除非制造商对质控检测有特别的说明，临床实验室须按当地认证机构要求，将质控检测作为常规工作。美国病理学家学会（CAP）规定，如血液和体液在同一台仪器上检测，则无须使用不同的质控品。

8. 能力验证

能力验证是临床实验室认可的要求。对临床实验室来说，如无来自外部能力验证计划可用的检测标本，则必须由其他方式来证明检测准确性的能力，如采用盲样检测或临床实验室之间的标本交换及比对，以符合法规。

除仪器所分析的体液类型不同外，对体液细胞自动计数仪进行的确认/验证，应视为与外周血细胞标本自动计数的验证一样。最为重要的是，确定体液细胞低值计数的正确性和精密度。验证/确认的目的就是确定仪器适合其预期用途，并识别任何潜在的误差，此误差可提供错误结果，这可能会影响到患者的诊疗。

第六节　脑脊液检验与疾病诊断

有很多CNS疾病会引起CSF理学、显微镜、化学和免疫学变化，而每种疾病都有各自的发病机理。原发性CNS疾病会引起CSF分析结果的变化，包括出血、感染、恶性肿瘤和脱髓鞘性疾病。另外，系统性代谢性疾病（如肝性脑病）也会影响CNS，对选择性分析相关物质很有价值。

CSF检验是准确诊断脑脊髓膜腔感染和肿瘤的重要实验。CSF分析也有助于评价中枢或外周神经系统脱髓鞘病变和颅内出血，特别是在影像学不确定时。脑脊液检验常能提示重要的病理性改变线索。如白细胞计数增高常见于感染、炎症性疾病和肿瘤等。白细胞分类计数有助于提示特定病原体，如中性粒细胞提示细菌感染；单个核细胞提示病毒、真菌感染或免疫性病变。在细菌、真菌感染或某些特殊病毒（如腮腺炎病毒）感染和结节病时，葡萄糖浓度会显著降低。而蛋白质浓度增高可见于各种疾病，如感染和脱髓鞘神经病变。

CSF中出现红细胞可见于下列继发性的出血情况，如高血压性脑出血进入脑室、脑底Willis环的动脉瘤破裂出血入蛛网膜下隙、创伤性血肿和血管畸形的出血。

脑膜炎是软脑膜的一种炎症，常由感染所致。感染性病原体包括细菌、病毒、真菌和寄生虫。病原体通过血流播散、直接种植，从鼻窦或附属结构（如牙齿）扩散或通过外周神经（如嗜神经病毒）到达脑部。炎症机制与其他部位病变的过程相似。细菌释放各种趋化肽和内毒素来裂解补体，产生化学趋化剂C5a和毒素，引起宿主反应。血管变化导致血脑屏障通透性增加，血浆渗出，除葡萄糖减低外，脑脊液成分类似于血浆成分。白细胞迁移入毛细血管进入间质和脑脊液的过程为血细胞渗出的过程。

原发性或继发性恶性肿瘤细胞可脱落进入CSF。原发性肿瘤（如神经胶质瘤）可沿着蛛网膜下隙播散，15%的病例可通过细胞学检出，脑室液比腰椎穿刺液更易检出。转移性肿瘤可通过血行播散到脑部，并浸润脑实质或脑膜。若转移仅浸润脑实质，20%的病例细胞学检查可阳性，若浸润脑膜，首次细胞学检查的阳性率可增加到49%。肿瘤常伴新生血管形成。与中枢神经系统毛细血管的致密顶膜相比，新生血管具有毛细血管系统的结构特点，内皮细胞之间存在裂隙，因此，对蛋白质和大分子物质的通透性增加。

脱髓鞘疾病也可导致CSF异常。CSF中可见脱髓鞘的产物（如髓鞘碱性蛋白）、来自损伤组织的白细胞、由损伤组织局部合成增加的寡克隆免疫球蛋白。

一、感染性疾病

1. 急性细菌性脑膜炎

按WHO估计，急性化脓性脑膜炎的年发病率为3/10万~10/10万，死亡率为10%~15%。病原体引起软脑膜的血行感染，CSF中会出现特征性细胞和化学变化。细菌谱与患者年龄、暴露和各种伴随疾病有关，如新生儿，常见病原体是革兰阴性大肠埃希菌和假单胞菌属，也可见B组链球菌和李斯特菌；小于15岁儿童常见病原体，在未接种疫苗前以流感嗜血杆菌为主，在接种后以脑膜炎奈瑟菌和肺炎链球菌为主；成人最常见病原体是肺炎链球菌，少见脑膜炎奈瑟菌；免疫抑制人群多为李斯特菌；颅脑创伤、神经外科手术和败血症的成人可出现革兰阴性菌所致的院内感染性脑膜炎。

2. 慢性脑膜炎

引起慢性脑膜炎的最重要的细菌是伯氏菌属、梅毒螺旋体、结核分枝杆菌和李斯特菌等，其他细菌少见，如布氏杆菌、土拉巴斯德氏菌、钩端螺旋体病、诺卡氏菌属和放线菌素。脑膜外感染和亚急性细菌性心内膜炎也可导致脑膜浸润。原则上，头痛持续4周以上，伴轻度发热，须排除慢性细菌性脑膜炎。慢性细菌性脑膜炎的CSF特征性表现较急性脑膜炎不明显，鉴别诊断须考虑一系列疾病。常须数次腰穿，加上微生物检验、暴露史、系统损害和伴随症状综合分析才能明确诊断。

3. 脑脓肿

弥漫性感染、血源性转移浸润、开放性颅内损伤、神经外科手术后感染和免疫抑制剂等造成颅内脓肿的主要因素，可检出一系列病原体，如各种细菌、真菌、原虫和蠕虫。脑脓肿可以是孤立性也可以是多发性的。若怀疑脑脓肿，首先进行影像学诊断，随后做 CSF 分析识别病原体。CSF 的变化随疾病阶段、脑脓肿定位和近蛛网膜下隙解剖部位而异。

（1）炎症反应期：CSF 炎症反应主要发生在脑组织感染前 10 天，细胞常数百个/微升，以中性粒细胞为主，可见颅内 IgA 合成。一旦脓肿穿孔进入蛛网膜下隙，在炎症反应后期 CSF 也可见类似的表现。

（2）正常 CSF 期：囊状期脓肿，CSF 表现正常。

（3）细胞增多期：CSF 显示轻度、非特异性混合细胞增多，以单个核细胞为主。罕见粒细胞比率超过 50%。大多数淋巴细胞显示轻度活化，常检出巨噬细胞。Qalb 常中度增高大于 20×10^{-3}，总蛋白质超过 1 500mg/L。第二周出现局部免疫反应，蛛网膜下隙内常合成 IgA，葡萄糖正常或轻度增加。

4. 中枢神经系统病毒感染

中枢神经系统病毒感染常为系统性病毒感染。病毒播散入 CNS 常通过血液或伴随外周神经。许多 CNS 和外周神经系统病毒感染的临床症状少有足够的特异性。明确 CNS 病毒感染的诊断须直接和（或）间接检出病原体。

1 型和 2 型单纯疱疹病毒（HSV）均可引起疾病，其中，HSV 性脑炎是最常见的病毒性脑炎，年发生率 2/10 万～4/10 万，主要病原体是 HSV-1；HSV 性脑膜炎占病毒性脑膜炎的 5%～10%，主要是 HSV-2；HSV 性脊髓炎、脊神经根炎罕见，通常是 HSV-2；HSV 还可导致孤立性面瘫。CSF 的 HSV-DNA 检测是金标准，灵敏度为 75%～98%，特异度为 100%。

水痘-带状疱疹病毒：普遍存在，通过飞沫传播。大多数感染 20 岁人群，30%～60%感染者会出现临床症状。急性期 CSF 检测 VZV-DNA 的灵敏度大于 95%。约 50%的 VZV 脑膜炎患者，在 6 天后出现病原体特异性体液免疫反应，VZV 抗体检测的灵敏度几乎达到 100%。

巨细胞病毒：属于疱疹病毒家族。感染可发生于任何年龄段，即使是胚胎期，0.1%~0.5%新生儿已感染 CMV，随年龄增大，70%~80%人群出现抗体。免疫缺陷病或免疫抑制病患者，原发性或继发性 CMV 感染可导致严重并发症。CSF 显示粒细胞或混合细胞增生，总蛋白量不定。PCR 直接检测 CSF 中 CMV 的灵敏度为 86%~95%，特异度为 87%~94%。

人类免疫缺陷病毒（HIV）：是获得性免疫缺陷病的病因，RNA 病毒，属逆转录病毒家族。有两种血清型：HIV-1（亚型 A-H、M、O）和 HIV-2。该病毒主要感染 CD4 阳性 T 淋巴细胞、巨噬细胞和单核细胞，少数感染 B 淋巴细胞、星形细胞和内皮细胞。神经学并发症的类型和频率与 HIV 感染分期有关，最常见感染发生于 C 期，此时 CD4 细胞计数低于 150×10^6/L。40%~80%无症状 HIV 感染患者 CSF 早期会有变化，典型表现为：轻度淋巴细胞和浆细胞增多，出现寡克隆蛋白带（约 70%病例）；80%患者会出现 HIV 抗体；疾病后期因 B 淋巴细胞激活使颅内合成 IgG、IgA 和（或）IgM 增加；出现神经系统机会感染，包括病毒感染（如 CMV 和 VZV）、弓形虫感染、真菌感染和神经结核，因免疫系统严重紊乱，推荐采用分子诊断方法。

5. 真菌和其他机会病原体感染神经系统

（1）刚地弓形虫：是一种专性细胞内寄生虫。人类通过摄入未煮熟肉类感染，特别是猪肉。大多数感染是获得性的，临床无症状或有流感样症状。当寄生虫穿过肠壁后，随血流进入肌肉和 CNS，有免疫力的人形成无症状的包囊，在细胞免疫功能受损时，速殖子释放，感染邻近神经元和星形细胞，导致局灶性中枢肉芽肿性坏死。活检检出弓形虫可直接诊断，也可做动物实验或组织培养。CSF 显微镜检查多阴性。PCR 检测 CSF 中弓形虫的诊断灵敏度为 50%，特异度为 100%。采用免疫荧光技术或 ELISA 法血清学实验检测脑弓形虫病几乎都阳性，仅 3%~6%患者显示阴性结果。

（2）新型隐球菌：是最常见选择性感染中枢神经系统的真菌。该病影响 T 细胞介导免疫缺陷的个体，如 AIDS（约 5%）、癌症、实体器官移植者、长期皮质类固醇治疗或化疗的患者，吸入鸟类粪便内的隐球菌而感染。根据免疫缺陷程度，感染可局限于肺部或弥散入血液到脑部和脊髓。CSF 印度墨汁染色直接检出病原体作为实验室诊断依据，该法能在 60%~70%非 AIDS 患者和 90%AIDS 患者身上查到隐球菌。若墨汁染色结论不明确，培养是金标准。检测隐球菌抗原也可用于诊断。

(3) 念珠菌：念珠菌病主要见于免疫抑制的情况，如 AIDS、长期免疫抑制剂治疗、癌症、低体重早产儿、长期强化治疗的患者。疾病诊断给予 CSF 培养和抗原检测。抗原检测的缺点是特异度低。40%患者显微镜检查可成功检出病原体，但真菌常常很少。CSF 非特异性变化或类似于细菌性脑膜炎。

6. 神经梅毒

经历了长时间的下降后，20 世纪 90 年代梅毒又开始增加了，年新发病例为 2/10 万，神经梅毒发生率低于新发病例，约 0.1/10 万。梅毒螺旋体属于螺旋体科，形态上很难与斑点密螺旋体和雅司螺旋体鉴别。神经梅毒的临床特征与疾病分期有关，在二期，约 5%继发性梅毒患者出现孤立性无症状脑膜炎，而颅神经麻痹、多神经根炎和血管综合征明显较少；在潜伏期，可见无症状神经梅毒，患者有炎症性 CSF 综合征，无临床异常；在三期，约 4~6 年后出现脑膜血管神经梅毒，临床症状可从脑膜刺激症状到急性脑梗塞症状，当有病理解剖相关的脊髓痨时，即慢性进行性脊神经根神经节炎，出现典型的临床症状，如下肢反射消失、刀刺性痛、步态共济失调、高血压和尿失禁，进行性麻痹类似于慢性脑炎的典型症状。

二、自身免疫性疾病

1. 多发性硬化症

多发性硬化症是慢性脑脊髓炎，产生特征性 CSF 异常，根据临床表现和 MRI 的炎症病变证据可做出诊断。

2. 神经系统结节病

结节病是未知病因多系统疾病，主要累及皮肤、肺和淋巴结。受本病影响的器官出现上皮样肉芽肿。累及中枢和外周神经的神经系统结节病较罕见，占系统性结节病患者的 5%，在总人群中发病率小于 0.2/10 万。神经系统结节病诊断很难，多基于系统性结节病的表现和排除其他神经系统疾病。实验室检查具有补充诊断的价值，但没有特异的实验标志物。

3. 僵人综合征

僵人综合征是自身免疫性或副肿瘤性（罕见）慢性脑脊髓炎，SPS 和很多自身免疫病有关，如Ⅰ型糖尿病、甲状腺炎、恶性贫血、银屑病、结缔组织病、白癜风和重症肌无力。

4. 吉兰-巴雷综合征

吉兰-巴雷综合征或急性特发性多神经炎是快速进行性驰缓性四肢软弱和反射消失的表现。按病理性脱髓鞘或轴突损害程度分为数个亚型。

三、脑缺血和出血

1. 缺血性脑梗死

急性脑梗死的实验室检查需做下列基本实验，包括全血细胞计数、血清葡萄糖、凝血实验、肝脏酶、肾功能和血气分析。当无意识模糊和特定局灶性神经症状时，须排除其他疾病。

在缺血性中风的急性期，CSF 检查的价值较小。当颅内压增高时是绝对禁忌证。在急性后期出现大面积梗塞，当颅内压正常时，CSF 分析有着重要的价值，可用于休克病因的诊断和鉴别诊断。

2. 颅内出血

约 10%~15%中风患者是颅内出血所致。在急性期，基本实验室检验项目同缺血性脑梗死，但 CSF 检查通常不适用。在急性后期，CSF 检查可查找病因，与血管炎鉴别。

3. 蛛网膜下隙出血

蛛网膜下隙出血的临床特征是严重、突然的头痛，颈部僵硬、意识模糊和局部神经功能缺陷。最重要的诊断方法是颅脑 CT，12 小时内诊断灵敏度达98%，随后逐渐减低。按专家建议，当 CT 阴性时，须做腰穿作为最佳诊断标准。

四、痴呆

阿尔茨海默（Alzheimer）病是最常见的痴呆原因。最重要的危险因素是年龄。60~70 岁的年新发病率为 0.5%，85~90 岁的年新发病率为 2%~8%。约10%的 Alzheimer 病为家族性。该病分为临床很可能和临床可能两型，明确诊断仅可通过神经病理学检查获得。仅 80%患者临床诊断为 Alzheimer 病的符合神经病理学标准。至今，CSF 分析可排除急性或慢性炎症。许多 Alzheimer 病患者会出现 Aβ 肽 1-42 水平减低（小于 450pg/mL）和总 tau 蛋白水平增高（大于 450pg/mL）。

克-雅病的发生率约为 0.1/10 万。约 10%～15%患者是遗传性，主要症状是快速进行性痴呆，疾病早期诊断特别困难，与其他类型痴呆容易混淆。CSF 中 tau 蛋白增高，通常超过 1 300pg/mL。

第二章

阴道分泌物检验

主要介绍阴道分泌物实验室常规检查项目，包括理学检查、显微镜检查、化学与免疫检查，介绍我国和国外对阴道分泌物检查相关临床疾病诊断的指南及循证检验医学评价，以便对现有的阴道分泌物检验项目有科学客观的认识，以促进检验医学为临床服务的水平。有关阴道分泌物检验的重要指南包括中华医学会妇产科学分会感染性疾病协作组的《细菌性阴道病诊治指南（草案）》《滴虫阴道炎诊治指南（草案）》、中华医学会“念珠菌病诊治策略高峰论坛”专家组的《念珠菌病诊断与治疗：专家共识》以及英国、美国妇产科学会等最新指南。

生育年龄女性有一定程度阴道分泌物（白带）是健康现象。正常时，阴道和外阴常有少量分泌物保持湿润。阴道分泌物由阴道黏膜渗出物、宫颈腺体及子宫内膜分泌物组成，含阴道上皮脱落细胞、白细胞等。通常透明、白色、无味、黏度高。宫颈黏液量变化随月经周期激素波动。排卵前，雌激素水平增加，由黏稠变为清晰、湿润、有弹性和滑爽。排卵后，雌激素水平下降，孕激素水平升高；宫颈黏液变厚，黏性增加。阴道的环境是一个动态生态系统，含约 10^9 个菌落形成单位。阴道有一些定植共生菌（正常阴道菌群）。正常菌群主要是乳酸杆菌，其他为潜在的病原菌。青春期雌激素水平升高，致乳酸杆菌分解阴道上皮的糖原产生乳酸。因此，阴道环境为酸性，通常 pH 值≤4.5。酸性环境和其他免疫因子抑制细菌生长。有些乳酸杆菌可产生强效杀菌的过氧化氢。其他共生菌包括厌氧菌、白喉杆菌、凝固酶阴性葡萄球菌和甲型溶血性链球菌。有些共生菌过度生长，可引起阴道分泌物改变，包括白色念珠菌、金黄色葡萄球菌、无乳链球菌（B 组链球菌）等。

生育年龄女性异常阴道分泌物最常见原因有三类：①感染（非性传播性），细菌性阴道病、念珠菌病（念珠菌性阴道炎）。②感染（性传播性），阴道毛滴虫、沙眼衣原体、淋病奈瑟菌、单纯疱疹病毒。③非感染性，异物（如滞留卫生棉条、避孕套）、宫颈息肉、生殖道恶性肿瘤、瘘管、过敏反应。

妇科患者常主诉阴道溢液、阴道不适、阴道异味。其主要病因是细菌性阴道炎、念珠菌病和滴虫性阴道炎。虽然，这三种疾病临床症状很相似，但病原体各不相同，治疗也截然不同，故在开始治疗前，明确病原体非常关键。有时，有必要对患者的性伴侣同时进行诊治，以免再次感染。

阴道分泌物的实验室检查，主要是外观理学检查、显微镜检查、化学与免疫学检查。理学检查、显微镜直接湿片检查、胺试验或“胺臭味试验”、加氢氧化钾（KOH）镜检和革兰染色有助于鉴别细菌性阴道炎、念珠菌病和滴虫性阴道炎。虽然这些检查项目简单易行，但结果准确性仍依赖于检验人员经验和技术能力。检测阴道分泌物可鉴别阴道溢液和阴道不适的病原菌，有助于医生及时诊治阴道炎/阴道病。

第一节 标本采集与处理

阴道分泌物的正确采集、处理和储存，可使检测微生物和其他细胞成分更为有效。通过理学、显微镜、化学与免疫学检查，可诊断外阴、阴道各种炎症性疾病。

一、标本采集

在阴道穹窿部采集阴道分泌物时，应避免窥阴器使用抗微生物制剂的润滑油。用灭菌拭子（头部包有聚酯棉球），或用灭菌圈无菌采集。选择采样器材很重要，棉球对淋病奈瑟菌有不良反应，木质器材对沙眼衣原体有不良反应。可使用一个或多个拭子采集标本。标本采集后应尽快送检。申请单上，除写明患者信息外，还应包括患者与疾病相关情况，如月经状况，是否接触性传播疾病，是否使用阴道润滑剂、阴道霜剂、阴道冲洗器等。

二、标本储存

阴道分泌物标本应尽快送检，否则应于室温保存。冷藏不利于淋病奈瑟菌复苏和影响阴道毛滴虫滋养体的识别（因检查依赖于其特征性运动）。然而，检测沙眼衣原体或病毒（如单纯疱疹病毒）的标本应冷藏保存，以防止正常菌群大量生长。

三、标本制备

包括用于生理盐水显微镜检查涂片、氢氧化钾涂片、阴道酸碱度检查和胺（胺臭味）试验。

第二节　理学检查

阴道分泌物理学检查主要包括颜色、气味、性状和量。

一、颜色、性状和气味

正常阴道分泌物为白色稀糊状、无气味。病理情况下，阴道分泌物外观呈黄色或黄绿色脓性、味臭，多见于滴虫性或化脓性阴道炎等。呈脓性泡沫状，多见于滴虫性阴道炎。呈豆腐渣样，多见于真菌性阴道炎。呈黄色水样，多见于子宫黏膜下肌瘤、宫颈癌、输卵管癌等引起的组织变性坏死。呈血性伴臭味，多见于恶性肿瘤、宫颈息肉、老年性阴道炎、慢性宫颈炎和使用宫内节育器副反应。呈灰白色、奶油状和稀薄均匀状，多见于细菌性阴道病。呈无色透明黏液样，见于应用雌激素后和卵巢颗粒细胞瘤。

二、量

正常阴道分泌物量多少不等，与生殖器官充血和雌激素水平有关。病理时，可见分泌量增多，如应用雌激素、精神刺激、盆腔肿瘤、子宫后屈、慢性全身性疾病、慢性宫颈炎、子宫颈内膜炎和恶性肿瘤（宫颈癌、阴道癌、宫体癌、输卵管癌）等。

第三节　显微镜检查

阴道分泌物标本的显微镜检查，主要包括直接湿片检查，或再加第 3 张涂片用于革兰染色检查。

一、检查方法

1. 直接湿片检查

一般将采集的阴道分泌物拭子直接置于 0.5~1.0mL 无菌生理盐水（0.9% NaCl）中，取出适量涂片，进行镜检。或者，取 1 滴无菌生理盐水置于载玻片上，将阴道分泌物拭子涂抹制片后镜检。可用亮视野显微镜或相差显微镜在低倍镜（100×）和高倍镜（400×）下观察。低倍镜是用于标本成分总体筛检评价，如评估上皮细胞参数有细胞数、细胞类型、是否有聚集现象。通常，湿片直接镜检可见：红细胞、白细胞、细菌大致形态、酵母菌、菌丝/假菌丝、毛滴虫、线索细胞、副底层细胞、基底层细胞和鳞状上皮细胞等。

2. 胺（氢氧化钾）试验湿片检查

也称“胺臭味试验”。方法是：在玻片上滴加阴道分泌物悬液，将 1 滴 10% KOH 直接滴加在悬液上，即刻判断是否有“鱼腥”挥发味。此恶臭味刺激是三甲胺，因添加了 KOH 后 pH 值改变引起胺类挥发产物。细菌性阴道病时，阴道菌群改变，产生胺类细菌显著增多。阴道分泌物改变和脱落上皮细胞的增多与胺类增加有直接关系。正常阴道分泌物本试验阴性。

二、病原体检查

阴道分泌物湿片镜检可见的主要病原体如下：

1. 细菌

阴道中菌群复杂多样，健康人阴道中主要细菌是占 50%~90%的乳酸杆菌，其形态鲜明，大且无动力，革兰染色阳性杆菌，代谢产物为乳酸，可维持健康阴道酸性环境（pH 值 3.8~4.5）。此外，部分乳酸杆菌产过氧化氢，帮助平衡阴道菌群，防止其他细菌繁殖，特别是阴道加德纳菌和普氏菌。乳酸杆菌和鳞状上皮细胞数量减少代表菌群失调。正常阴道分泌物也可见少量其他形态的细菌，若其数量增多甚至占优势则视为异常。这类细菌包括小且无动力，革兰染色不定的球杆菌（如阴道加德纳菌）；细且弯曲，有动力，革兰染色不定的杆菌（如动弯杆菌属）；革兰染色阳性球菌（如消化链球菌属、葡萄球菌、链球菌、肠球菌属）；革兰染色阴性杆菌（如普氏菌属、牙龈卟啉菌属、类杆菌属、大肠杆菌类）。

2. 酵母菌

正常阴道分泌物中也偶见酵母菌或芽生孢子。由于酵母菌和红细胞看上去相似，要鉴别两者可用 KOH 来溶解红细胞。典型酵母菌约 10~12μm，革兰染色阳性。酵母菌数量增加（1+或更多）或查见菌丝、假菌丝，则考虑异常，为酵母菌感染（如念珠菌感染）。

3. 毛滴虫

毛滴虫是带有鞭毛的原虫，可引起阴道上皮炎症。其形态呈梨形或萝卜形，也有呈球形、长方形、香肠形。大小为 5~30μm，平均 15μm。阴道毛滴虫须在无氧环境中繁殖，最适生长代谢所需 pH 值为 6.0。可根据毛滴虫的特殊运动来辨认。借助四根前鞭毛和向后延伸体长一半的波动膜，毛滴虫得以运动。鞭毛提供向前的推力，波动膜的波浪状运动使虫体可旋转。一根后鞭毛有黏附阴道黏膜作用，也是毛滴虫病引起组织损伤的潜在原因。不运动或死亡毛滴虫因其形似白细胞而很难鉴别。毛滴虫死亡后先失去动力，随后波动膜停止，最后成团，看上去像白细胞。染料对毛滴虫有害，所以湿片染色对鉴别毛滴虫没用。毛滴虫对生长环境要求高，一旦离开阴道黏膜会立即死亡。所以如怀疑滴虫性阴道炎，应制作阴道分泌物湿片，采样后尽快镜检。但也有文章报道，毛滴虫生存能力比较强，能在 25~42℃ 条件下生长繁殖，在 3~5℃ 低温条件下可生存 21 天，在 46℃ 时能生存 20~60 分钟，脱离人体后在半干燥的条件下也可生存数小时。

4. 血细胞

健康人阴道分泌物中存在白细胞，整张涂片仅有几个，至于高倍镜视野下几个。白细胞数量变化与女性月经周期相关，排卵期和月经期时白细胞数会增高。阴道分泌物通常无红细胞，月经期或月经期前后采集的标本例外。因此，标本送检时应注明患者与疾病相关情况，这一点非常重要。

5. 上皮细胞

阴道内壁覆盖复层鳞状上皮。对阴道黏膜组织采样时，会同时采集到大量鳞状上皮细胞，也是正常阴道中主要细胞，大小为 30~60μm，薄而扁平，扁平状形态易于识别，核小、居中，胞质丰富，细胞老化后成细颗粒状。细胞退化引起细胞内透明角质颗粒与线索细胞粗糙外形有显著区别，不可混淆。

（1）线索细胞：大量细菌附着于上皮细胞胞膜而形成，是细菌性阴道病诊断标志物。因胞膜表面附着大量细菌，胞质内有细小颗粒，细胞边界不清，也可不见胞核。细菌不一定会包裹整个线索细胞，但至少覆盖 75%胞质。镜检人员凭借技术和经验可区别正常退化内含透明角质颗粒的上皮细胞和附着细菌的线索细胞。透明角质颗粒的大小多变，体积比细菌大，这两点有助于区分两者。

（2）副底层细胞：位于阴道黏膜组织的鳞状上皮细胞下层，所以正常阴道分泌物中无或少见副底层细胞。月经期采样时或绝经后采样时，细胞数会增加。细胞直径在 15~40μm，呈椭圆形或圆形，胞质边界清晰，其形状和大小与泌尿系统移行上皮细胞相似。但核质比更小（1 ∶ 1~1 ∶ 2）。副底层细胞数增多常见于萎缩性阴道炎和脱屑性阴道炎。

（3）基底层细胞：源于阴道复层上皮的基底层。其大小与白细胞相似，直径在 10~16μm，核质比为 1 ∶ 2。湿片中如查见基底层细胞则为异常，阴道分泌物中出现基底层细胞常伴大量白细胞，常见于脱屑性阴道炎。

三、注意事项

制作直接镜检湿片时，标本悬液上加盖玻片，避免产生气泡。制作镜检湿片的同时要加盖玻片，并预留 1 张湿片加 KOH 以溶解上皮细胞和红细胞。如须直接镜检，对玻片稍微加热可分解细胞成分，使真菌更易辨识。虽制备 KOH 湿片作用有限，但对发现和鉴别真菌，以及进行胺试验（胺臭味试验）仍有很大帮助。

第四节　化学与免疫学检查

阴道分泌物的化学与免疫学检查主要包括酸碱度测定和滴虫快速试验，有助于细菌性和滴虫性阴道病的诊断。

一、酸碱度

1. 检测方法

用窄谱 pH 试纸直接接触阴道分泌物，观察试纸色泽变化，并与比色卡比较读数。pH 值须在拭子放入生理盐水前使用商品化 pH 试纸来检测。

2. 临床意义

阴道分泌物 pH 值对鉴别诊断阴道炎价值较大。正常阴道分泌物 pH 值应为 3.8~4.5。pH 值>4.5 与细菌性阴道病、滴虫性阴道炎和萎缩性阴道炎相关。有些乳酸杆菌可产生过氧化氢，进而加固阴道健康酸性环境。过氧化氢杀菌作用可抑制内源微生物过量繁殖，如阴道加德纳菌。产过氧化氢乳酸杆菌数量减少或消失与细菌性阴道病相关。

3. 检测灵敏度

有研究显示，单一阴道分泌物 pH 检测对细菌性阴道病的诊断灵敏度就达 73%，而结合临床症状则提高到 81%。

二、OSOM 滴虫快速试验

1. 检测方法

采用免疫光谱毛细浸片术，将阴道分泌物拭子与缓冲液混合，试带条浸渍混合液，10 分钟后试带上特异性抗体与滴虫细胞内及细胞表面分泌性蛋白抗原结合，显示红色线条为阳性。

2. 临床意义

阴道毛滴虫感染引起女性阴道炎、尿道炎和男性尿道炎、前列腺炎等病，阴道毛滴虫诊断主要依赖实验室诊断，传统湿片法虽简便价廉，但灵敏度低；OSOM 免疫法相对于湿片法不但有较高灵敏度，且快速简便，可提高阴道毛滴虫的检出率。

3. 检测灵敏度

在滴虫性阴道炎低感染率（2%）的妇女中，用OSOM法快速检测滴虫，与湿片法相比，OSOM法具有良好的诊断性能，灵敏度94.7%、特异性100%、准确性99.9%、阳性预测值100%、阴性预测值99.9%，可明显降低实验室检测滴虫的劳动力成本。另有研究显示，诊断滴虫性阴道炎灵敏度：湿片法为83.3%，OSOM法为86.1%，培养法为94.4%。OSOM法对滴虫性阴道炎阳性预测值为100%、阴性预测值为97.1%。

第五节　阴道分泌物检验与疾病诊断

美国疾病控制和预防中心指南、英国医学杂志等有关阴道分泌物的检查指出：正常女性阴道分泌物是白色或透明的生理性分泌物，其量随月经周期而变化，其性状并无异常之处。大部分女性一生中会有阴道感染，处于各种阴道炎等疾病时，阴道分泌物的性状和成分发生改变。阴道分泌物检查在确定外阴阴道炎、细菌性阴道病（命名“病”的缘由：此为非侵入性疾病）的病原体时等很有用。

确定阴道感染的病因，有3个必要环节：详细病史、体检、实验室检查。阴道分泌物成因可概括为：①非感染性，生理性、异物滞留（如棉条）、外阴皮炎等。②非性传播感染性，细菌性阴道病、念珠菌感染。③性传播感染性，沙眼衣原体、淋病奈瑟菌、阴道毛滴虫等病原体。

阴道最常见的3种疾病是：细菌性阴道病，由过度生长厌氧菌包括动弯弧菌属、支原体、解脲支原体、阴道加德纳菌等替换阴道菌群引起；滴虫性阴道炎，由阴道毛滴虫引起；念珠菌阴道炎，通常由白色念珠菌引起。

从是否分类为性传播疾病角度看阴道分泌物，可分为：①非性传播感染，常见有细菌性阴道病、外阴阴道念珠菌病。②性传播感染，常见病因为沙眼衣原体、淋病奈瑟菌、阴道滴虫。

根据患者主诉、临床表现、病史、分泌物外观特性；性传播感染风险（小于25岁，新性伴侣或性伴侣多于1个）；使用避孕措施、妊娠、产后、流产后；合并用药、糖尿病，免疫功能低下；非感染因素（异物、息肉、生殖道恶性肿瘤、皮肤科疾病）等病情，可决定阴道分泌物检查。常见阴道分泌物异常疾病举例如下。

一、细菌性阴道病

细菌性阴道病（BV）曾命名为嗜血杆菌阴道炎、加德纳尔菌阴道炎、非特异性阴道炎。“细菌性”是指阴道内有大量不同细菌，“阴道病”是指临床及病理无炎症改变特征，即不是阴道炎。BV 特征是阴道乳杆菌减少或消失，而相关微生物增多。BV 与盆腔炎、不孕、不育、流产、妇科和产科术后感染、早产、胎膜早破、新生儿感染和产褥感染等发生有关。与 BV 发病相关的微生物包括阴道加德纳菌、普雷沃菌属、动弯杆菌、厌氧拟杆菌、消化链球菌、阴道阿托普菌和人型支原体等。合并 BV 妇女术后并发症、妊娠并发症和 BV 复发风险增加，感染其他性传播疾病的风险也增大，如感染人免疫缺陷病毒（HIV）、淋病奈瑟菌、沙眼衣原体和人单纯疱疹病毒Ⅱ型等。

1. 临床诊断

细菌性阴道病患者可有症状，也可无症状。有症状者表现为阴道分泌物增多，灰白色，稀薄而均匀一致，黏度甚低，伴腥臭味，可伴轻度外阴瘙痒或烧灼感；阴道黏膜无明显充血炎症表现。对疑似患者，应获取就诊时有关外阴和阴道症状的病史。

2. 实验室诊断和评估

标本应注意取自阴道侧壁分泌物，不应取自宫颈管或后穹隆。满足下列 4 条标准中 3 条阳性，即可诊断细菌性阴道病：①阴道分泌物匀质、稀薄。②阴道 pH 值>4.5（pH 值多在 5.0~5.5）。③胺试验（胺臭味）试验阳性。④线索细胞（诊断非特异性阴道炎）。其中条件④必备。

注意细菌学检查无滴虫、真菌或淋病奈瑟菌，而白细胞增多，提示宫颈炎。氨试验是阴道分泌物标本加 10%氢氧化钾（KOH），通常用于确定念珠菌或假菌丝，但阴性结果也不排除 BV，因显微镜检查与核酸扩增试验（滴虫）或培养（酵母）相比，灵敏度仅为 50%。在无可用 pH 试纸、KOH 和显微镜检查时，则可用商品化床旁试验诊断。

诊断细菌性阴道病还可参考革兰染色镜检诊断标准：形态典型乳酸杆菌小于等于 5 个/高倍镜；2 种及 2 种以上其他形态细菌（小型革兰阴性杆菌、弧形杆菌或阳性球菌）大于等于 6 个/高倍镜。总之，细菌相对比例，总分 0~10 分；正常<4 分，中间 4~6 分，细菌性阴道病>6 分。

英国性病与艾滋病协会指南认为，不能用分离阴道加德纳菌方法诊断 BV，因超过 50%正常妇女阴道分泌物标本无法培养加德纳菌。BV 与其他阴道分泌物异常疾病共存，如念珠菌病、滴虫病和宫颈炎。检查前，应告知患者洗浴时尽量避免阴道冲洗，避免使用沐浴露、防腐剂或洗发剂。BASHH 推荐泌尿生殖医学诊所用 Hay/Ison 标准。Hay/Ison BV 诊断标准是：0 级，无菌；1 级（正常），乳酸杆菌为主；2 级（中度），混合菌群，有乳酸杆菌，但也见加德纳菌或动弯杆菌；3 级［细菌性阴道病（BV）］，阴道加德纳菌和（或）动弯杆菌为主，极少或无乳酸杆菌；4 级，革兰阳性球菌为主。

加拿大妇产科医生协会 2015 年有关“外阴阴道炎：筛查和管理滴虫病，外阴阴道念珠菌病、细菌性阴道病”临床实践循证指南指出，细菌性阴道病应采用临床诊断（Amsel 标准）或实验室（革兰染色客观评分系统）标准。阴道分泌物革兰染色法是使用最广泛的诊断细菌性阴道病的微生物学法，最常用是阴道涂片革兰染色 Nugent 评分法。

二、滴虫阴道炎

滴虫阴道炎（TV）是阴道毛滴虫感染引起下生殖道炎症。主要经性接触直接传播，其他间接传播途径有公共浴池、浴盆、浴巾、游泳池、坐便器、衣物和污染器械等。滴虫阴道炎与沙眼衣原体感染、淋病奈瑟菌感染、盆腔炎性疾病、宫颈炎、HIV 感染及孕妇发生早产、胎膜早破及分娩低出生体质婴儿相关。

1. 临床诊断

根据 TV 典型症状和体征易诊断：白带稀薄、泡沫状、量增多及外阴瘙痒，伴细菌混合感染时呈脓性，可有弥漫、恶臭和黄绿色。患者有灼热感，部分患者有尿频；查体可见外阴阴道黏膜充血，严重者有散在出血斑点。但许多妇女症状轻微或无。

2. 实验室诊断和评估

如在典型病例阴道分泌物中镜检找到滴虫即可确诊。美国妇产科医生协会关于阴道炎指南（2006 年指南，2011 年再次确认）认为，镜检是实验室诊断滴虫病一线试验。

实验室检查滴虫最简便方法是悬滴法，阳性率为 60%～70%，但需立即检查湿片以获得最准确的诊断结果。通常经阴道分泌物镜检诊断阴道毛滴虫病，此法灵敏度仅约为 60%～70%，要获得最佳结果，需即刻湿片法检查评价。对可疑患者，如多次悬滴法结果阴性时可行培养，是最为敏感及特异诊断方法，准确率约为 98%。采集阴道分泌物前 24～48 小时，患者应避免性交、阴道灌洗或局部用药；采集不做双合诊检查，窥器不涂润滑剂，采集时及时保温送检。

美国食品和药物管理局（FDA）批准检测妇女滴虫病的试验有 OSOM 滴虫快速检测试验，一种免疫层析试纸毛细管流动技术；Affirm VPⅢ，一种评估阴道毛滴虫、阴道嗜血杆菌和白色念珠菌核酸探针确认实验，灵敏度大于 83%，特异性大于 97%。两者均可床边检测，但有假阳性，特别是在疾病患病率低人群中。培养是一个敏感而特异的诊断方法。FDA 批准改良 PCR 法用于检测阴道或宫颈拭子和男女两性尿液阴道毛滴虫，灵敏度为 88%～97%，特异性为 98%～99%。

2014 年，BASHH 关于滴虫阴道炎诊疗指南认为，临床检查时，约 2%患者宫颈呈草莓样外观，5%～15%妇女检查时无异常。应从后穹窿拭取分泌物标本；使用阴道拭子进行检查，其结果相同。实验室尿液检查也用于评价核酸扩增试验。镜检的灵敏度为 45%～60%，故应谨慎解释阴性结果，检验人员如受过培训，则镜检特异性高。吖啶橙染色检测滴虫灵敏度比湿片高，但未得到广泛使用。床旁试验 OSOM 滴虫快速（30 分钟出结果）检测具有很高灵敏度（80%～94%）和特异性（大于 95%），可替代滴虫培养或分子生物学检测（证据水平：Ⅱb；推荐等级：B）。滴虫培养虽是“金标准”，但分子生物学检测的灵敏度更高；分子核酸扩增试验检测 TV，可检测阴道、宫颈拭子、男女两性尿液检测 TV 的 DNA，灵敏度为 88%～97%，特异性为 98%～99%，取决于标本和参考标准。

2015 年，SOGC 指出，阴道毛滴虫是一种常见非病毒传播性感染的病原体，最好采用阴道拭子标本检测抗原，并用免疫法或核酸扩增试验进行评价。免疫法试带快速抗原检测，10 分钟内即可获得结果，灵敏度（82%~95%）和特异性（97%~100%）均高。NAATs 是目前可用于阴道拭子检测阴道毛滴虫最敏感的试验，灵敏度和特异性均为 95%~100%。湿片显微镜观察活动性阴道毛滴虫的灵敏度达 65%，标本应在采集后 10 分钟内进行观察，以提高观察滴虫活动的可能性。阴道毛滴虫培养虽然诊断特异性高（接近 100%），但灵敏度较低（75%）。用巴氏染色筛查阴道毛滴虫，因其灵敏度低，故不考虑用于诊断阴道毛滴虫。

三、念珠菌外阴阴道炎和念珠菌阴道炎

念珠菌阴道炎（CV）是一种常见阴道炎，曾误称霉菌阴道炎。80%~90%病原体为白色念珠菌，白色念珠菌是真菌。白色念珠菌为条件致病菌，此菌寄生于约 10%非孕妇及 30%孕妇阴道中却不引发症状。念珠菌感染阴道 pH 值在 4.0~4.7（常小于 4.5）。当阴道内糖原增加、酸度增高、局部细胞免疫力下降，念珠菌繁殖引起炎症，故多见于孕妇、糖尿病患者及接受大量雌激素治疗者。长期应用抗生素改变阴道内微生物相互制约关系、类固醇皮质激素或免疫缺陷综合征使机体抵抗力降低、穿紧身化纤内裤、肥胖可使会阴局部温度及湿度增加，也可使念珠菌繁殖引起感染。

外阴阴道念珠菌病系念珠菌侵犯外阴和/或阴道浅表上皮细胞所致炎症过程。VVC 诱发因素，常先前有抗生素应用史、糖尿病和妊娠等。根据临床表现、微生物检查结果、宿主因素及治疗效果可将 VVC 分为单纯性和复杂性感染。单纯型 VVC：为正常非孕宿主、偶发 VVC 及由白色念珠菌所致轻、中度 VVC。复杂型 VVC（10%~20%患者）：包括复发性外阴阴道念珠菌病（RVVC）、重度 VVC、非白色念珠菌所致 VVC 或异常宿主，如伴有未控制糖尿病、免疫抑制和衰竭。外阴炎症有客观体征而实验室检测无阴道病原体存在时，则阴道分泌物提示机械性、化学性、过敏性或其他非感染性物质对外阴刺激。

1. 临床诊断

CV、VVC 患者典型症状有：排尿困难、外阴瘙痒、阴道疼痛、性交疼痛、阴道分泌物异常；体征有外阴水肿、红肿、充血、裂缝、脱皮或增厚，阴道分

泌物呈白色凝乳状及外阴阴道局部炎症表现。SOGC 循证指南指出：75%妇女至少罹患 1 次外阴阴道念珠菌病；而复发性外阴阴道念珠菌病是指每年发作 4 次或更多次。

2. 实验室诊断和评估

念珠菌病实验室诊断包括常规微生物学方法、组织病理学检查、免疫化学方法和分子生物学方法。ACOG 关于阴道炎指南中指出：镜检也是实验室诊断念珠菌外阴阴道病一线试验。

（1）阴道分泌物检查：①念珠菌阴道炎阴道 pH 值可正常（小于 4.5），故检测 pH 值不是有用的方法。②阴道分泌物直接涂片镜检，镜检真菌是首要步骤，也是最快速、效价比最具优势的诊断手段；镜检见假菌丝或菌丝与出芽酵母（芽孢）并存是念珠菌属特征，即可初步诊断；非无菌部位临床标本直接镜检见假菌丝及芽孢，提示该菌处于生长繁殖较旺盛状态，虽不可据此诊断念珠菌感染，但综合患者宿主因素、临床表现、影像学和其他实验室检查结果仍可作为考虑侵袭性念珠菌病疑似病例之一；直接镜检结果也为选择真菌培养、念珠菌属种鉴定提供依据。阴道分泌物湿片或 10%KOH 湿片（可提高被破坏细胞掩盖酵母和假菌丝的目视清晰度）镜检可检出酵母菌、菌丝、假菌丝。镜检阴性、有症状者，应考虑阴道念珠菌培养。③念珠菌培养，证明存在真菌，故有助于诊断。

（2）其他检查：①组织病理学检查，是侵袭性念珠菌病确诊诊断，即在正常无菌部位组织病理显微镜镜检见典型念珠菌假菌丝及芽孢、培养结果呈阳性。②免疫生化法，如组织胞浆抗原检测、甘露聚糖检测和 G 试验等，可作为诊断侵袭性念珠菌病辅助指标。③分子生物学法，采用 PCR 法鉴定念珠菌菌种，目前尚缺乏标准化方法。

第三章

激素测定

第一节　甲状腺激素测定

一、三碘甲状腺原氨酸测定

三碘甲状腺原氨酸（T_3）是由甲状腺滤泡上皮细胞分泌的具生物活性的甲状腺激素。T_3 在甲状腺总的代谢贡献中约占 65%，其生物活性为甲状腺素（T_4）的 3~5 倍。正常情况下甲状腺激素的分泌相当恒定，并与身体的需要量相适应，如在寒冷时可增加分泌量。甲状腺的分泌活动受下丘脑、垂体和甲状腺激素水平的调节，以维持血循环中的动态平衡。其生理功能包括体内的氧化生热作用、促进机体生长发育的作用、促进蛋白质合成的作用等。通常采用 RIA 法与 CLIA 法测定。这里介绍 TrFIA、CLIA 法与 ECLIA 法。

（一）TrFIA 法

1. 原理

TrFIA 法检测 T_3 用竞争性荧光免疫分析法。

用二抗包被反应孔。加入待测血清、铕标记 T_3 和鼠抗 T_3 单克隆抗体（单抗）后振荡。抗 T_3 单抗和包被在微孔板上的二抗结合时，样本中的 T_3 和铕标记 T_3 竞争结合抗 T_3 单抗上的结合位点，经振摇温育、洗板后，加入解离增强液将标记在复合物中的铕离子解离，与增强液中的有关成分形成荧光螯合物微囊，发出的荧光强度与样品中的 T_3 浓度成反比。

2. 试剂

购买成套的商品试剂盒，主要组成如下：

（1）96 孔微孔反应板：已包被第二抗体。

（2）T_3 标准品：由 6 瓶组成，分别含有 0、0.5、1.0、2.0、4.0、10.0nmol/L T_3 标准品。

（3）抗 T_3 单克隆抗体：1 瓶（0.7mL）。

（4）铕标记 T_3：1 瓶（干粉）。

（5）浓缩洗液（25×）1 瓶（40mL）。

（6）缓冲溶液：1 瓶（50mL）。

（7）增强液：1 瓶（50mL）。

3. 操作

（1）试剂准备

1）洗涤液：40mL 浓缩洗液加 960mL 蒸馏水混合（pH 值为 7.8）。

2）铕标记 T_3：在铕标记 T_3 中加入 0.7mL 去离子水，使用前 30 分钟复溶。

3）抗 T_3 单抗工作液：每条反应板需 20μl 抗体溶液加 2.0mL 缓冲液。

4）铕标记 T_3 工作液：每条反应板需 20μl 铕标记 T_3 加 2.0mL 缓冲液混合（在使用前 1 小时完成）。

（2）洗板 1 次，拍干。

（3）吸取 50μl T_3 标准品或待测血清，按顺序加入微孔反应板的孔中。

（4）每孔加 100μl 铕标记 T_3 工作液、100μl 抗 T_3 单抗工作液。

（5）慢速振荡 90 分钟。

（6）洗板 4 次，拍干。每孔加入 200μl 增强液。加样过程中，尽量避免加样头碰到孔中的试剂，以免污染。

（7）慢速振荡 5 分钟后，上机检测。

4. 标准曲线

以 T_3 标准品的浓度为横坐标（对数坐标），荧光强度为纵坐标（普通坐标），在半对数坐标纸上绘制标准曲线，根据样品的荧光强度即可查出相应的 T_3 浓度。此步骤通常以时间分辨荧光测定仪按设定模式直接打印，报告结果。

5. 参考区间

参考值：1. 3~2. 5nmol/L。

6. 附注

（1）认真阅读说明书，严格按说明书操作。不同批号的试剂，过期的试剂不可使用。

（2）实验室环境干净无尘，对于试验成功有决定性的意义。

（3）每批检测时最好用复孔做标准曲线。

（4）试剂和检样使用前应恢复至室温（18~25℃）。

（5）洗板机应定期进行校正，保证管道通畅。洗涤时，确认微孔注满洗液；洗涤完成后保证微孔残留液不多于 5μl；将微孔板倒扣于无尘吸水纸上拍干。

（6）加增强液及铕标志物时，使用专用吸头，以避免污染。加增强液及中和抗原时，吸头应悬空，避免接触小孔边缘及其中的试剂。

（7）使用干净一次性容器配制铕标志物，不同试验的铕标志物不可混用。避免铕标记稀释液进入铕标志物原液中。若对实验结果有疑问，应重复实验。

7. 临床意义

见 ECLIA 测定法。

（二）CLIA 法

1. 原理

本方法为 CLIA 法的竞争法，即使用过量的标记抗原与待测标本中的未标记抗原，在反应体系中竞争结合特异抗体的结合位点。

实验时，待测抗原（T_3）和碱性磷酸酶标记抗原（ALP-T_3）竞争性与抗 T_3 单克隆抗体（mAb）结合，当反应达平衡后，形成 ALP-T_3-mAb 抗原抗体复合物，用包被羊抗鼠 IgG 的磁性微粒捕获此复合物。在磁场的作用下此磁性微粒自行沉淀，经洗涤吸弃废液后加入发光底物 AMPPD，在 ALP 的作用下 AMPPD 迅速发出稳定的光量子。光子的产出量与 ALP-T_3-mAb 的产出量成正比，与 T_3 的量成反比。2. 试剂

购买与仪器配套的商品成套试剂盒。

3. 操作

按仪器操作说明书进行，只须分离血清上机，包括加样、分离、搅拌、温育、打印结果在内的各项操作均由仪器自动进行。

4. 参考区间

参考值：1.34~2.73nmol/L。

由于各厂商的产品不同以及各地区的实验室差异，各实验室应建立自己的参考值。

5. 附注

（1）试剂盒与待测血清自冷藏处取出后应恢复至室温。

（2）测定标本如严重溶血将影响结果；标本应置于-20℃环境下存放，并避免反复冻融。

（3）批号不同的试剂，不能混用，每批试剂应分别制作标准曲线。

6. 临床意义

见ECLIA测定法。

（三）ECLIA法

1. 原理

待测抗原（T_3）、生物素化的T_3竞争性地与钌标记的抗T_3抗体结合。待测抗原（T_3）的量与生物素化的T_3和钌标记的抗T_3抗体所形成的免疫复合物的量成反比，加入链霉亲和素包被的磁性微粒与后者结合，在磁场的作用下，结合免疫复合物的磁性微粒被吸附至电极上，其他游离成分被吸弃。电极加压后产生光信号，其强度与检样中一定范围的T_3含量成反比。

2. 试剂

购买与仪器配套的商品成套试剂。

3. 操作

按仪器操作说明书进行，只须分离血清上机，包括加样、分离、搅拌、温育、打印结果在内的各项操作均由仪器自动进行。

4. 参考区间

参考值：1.3~3.10nmol/L。

由于各厂商的产品不同以及各地区的实验室差异，各实验室应建立自己的参考值。

5. 附注

（1）溶血、脂血、黄疸标本与类风湿因子不影响结果，但标本应置于-20℃环境下存放，并避免反复冻融。待测标本及试剂上机前注意恢复至室温，并避免过度振摇产生泡沫影响测试。

（2）标本与质控品禁用叠氮钠防腐。

（3）批号不同的试剂不能混用；每批试剂应分别制作标准曲线。

6. 临床意义

甲状腺功能亢进，包括弥漫性毒性甲状腺肿、毒性结节性甲状腺肿时，血清中 T_3 显著升高，且早于 T_4；而 T_3 型甲状腺功能亢进，如功能亢进性甲状腺腺瘤、缺碘所致的地方性甲状腺肿与 T_3 毒血征等血清中 T_3 值也较 T_4 升高明显；亚急性甲状腺炎、使用甲状腺制剂治疗过量、甲状腺结合球蛋白结合力增高征等血清中 T_3 值也明显升高。

轻型甲状腺功能低下时，血清中 T_3 值下降不如 T_4 明显；黏液性水肿、呆小症、慢性甲状腺炎、甲状腺结合球蛋白结合力下降、非甲状腺疾病的低 T_3 综合征等患者血清中 T_3 值均明显降低。

在妊娠时，血清中 T_3 值升高；当应用皮质激素、含碘药物等时血清中 T_3 值下降。

二、甲状腺素测定

甲状腺素（T_4）是由甲状腺滤泡上皮细胞分泌的具生物学活性的甲状腺激素，是血清中含量最高的碘化氨基酸，占血清中蛋白结合碘的90%以上。甲状腺素的分泌受下丘脑、垂体和甲状腺激素水平的调节。其生理功能包括体内的氧化生热作用，促进机体生长发育的作用，促进糖、脂代谢以及蛋白质合成的作用等。T_4 测定通常采用 RIA 法与 CLIA 法，这里介绍 TrFIA 法、CLIA 法与 ECLIA 法。

（一）TrFIA 法

1. 原理

TrFIA 法检测 T_4 用竞争性的荧光免疫分析法。

采用二抗包被反应孔。加入待测血清、铕标记 T_4 和鼠抗 T_4 的单克隆抗体（单抗）温育。抗 T_4 单抗和包被在微孔板上的二抗结合的同时，样本中的 T_4 和铕标记 T_4 竞争结合抗 T_4 单抗上的结合位点，温育后洗板，加入解离增强液将标记在复合物中的铕离子解离至溶液中，与增强液中的有关成分形成荧光螯合物微囊，发出的荧光强度与样品中的 T_4 浓度成反比。

2. 试剂

购买成套的商品试剂盒，主要成分如下：

（1）96 孔微孔反应板：已包被第二抗体。

（2）T_4 标准品：由 6 瓶组成，分别含有 0、20、50、100、150、300nmol/L T_4 标准品。

（3）抗 T_4 单克隆抗体：1 瓶（0.75mL）。

（4）铕标记 T_4：1 瓶（0.75mL）。

（5）浓缩洗液（25×）1 瓶（40mL）。

（6）缓冲溶液：1 瓶（30mL）。

（7）增强液：1 瓶（50mL）。

3. 操作

（1）试剂准备。

1）洗涤液：40mL 浓缩洗液加 960mL 蒸馏水混合（pH 值为 7.8）。

2）铕标记 T_4：使用前 1 小时内配制，每条反应板需 30μl 标记 T_4 加 3mL 缓冲液。

3）抗 T_4 单克隆抗体工作液：30μl 抗 T_4 单抗加 3mL 缓冲液。

（2）洗板 1 次，拍干。

（3）吸取 25μl T_4 标准品或待测血清按顺序加入微孔反应板的小孔中。

（4）每孔加 200μl 已稀释的铕标记 T_4 和抗 T_4 单抗工作液。用振荡器振荡 90 分钟，注意不要超过 2 小时。洗板 4 次，拍干。

（5）每孔加入增强液200μl。加样过程中，尽量避免加样头碰到孔中的试剂，以免污染。微孔反应条在振荡仪上振荡5分钟。用时间分辨荧光检测仪检测。

4. 计算

以T_4标准品的浓度为横坐标（对数坐标），荧光强度为纵坐标（普通坐标），在半对数坐标纸上绘制标准曲线，根据样品的荧光强度即可查出相应的T_4浓度。此步骤通常以时间分辨荧光测定仪按设定模式直接打印，报告结果。

5. 参考区间

参考值：69.0~141.0nmol/L。

6. 附注

参阅三碘甲状腺原氨酸的TrFIA法测定。

7. 临床意义

见ECLIA测定法。

（二）CLIA法

1. 原理

本方法为CLIA法的竞争法，即使用过量的碱性磷酸酶标记抗原（AIP-T_4）与待测血清中未标记抗原（T_4）在反应体系中竞争结合抗T_4单克隆抗体（mAb）的结合位点。当反应达平衡后，形成ALP-T_4-mAb抗原抗体复合物，用包被有羊抗鼠IgG的磁性微粒捕获该复合物，在磁场的作用下此磁性微粒自行沉淀，经洗涤并吸弃废液后加入发光底物AMPPD，后者在ALP的作用下迅速发出稳定的光量子，光子的量与检样中T_4的量成反比。

2. 试剂

购买与仪器配套的商品成套试剂盒。

3. 操作

按仪器操作说明书进行，只须分离血清上机，包括加样、分离、搅拌、温育、打印结果在内的各项操作均由仪器自动进行。

4. 参考区间

参考值：78.4~157.4nmol/L。

由于各厂商的产品不同以及各地区的实验室差异，各实验室应建立自己的参考值。

5. 附注

（1）待测标本及试剂上机前注意恢复至室温。

（2）测定标本严重溶血影响结果；标本应置-20℃环境下存放，并避免反复冻融。

（3）不同批号的试剂不能混用，每批试剂应分别制作标准曲线。

（4）凡能影响甲状腺结合球蛋白增减的药物都能影响结果，在判断时应注意。

6. 临床意义

见ECLIA测定法。

（三）ECLIA法

1. 原理

待测抗原（T_4）、生物素化的 T_4 竞争性地与钌标记的抗 T_4 抗体结合，待测抗原（T_4）的量与生物素化的 T_4 和钌标记的抗 T_4 抗体所形成的免疫复合物的量成反比，加入链霉亲和素包被的磁性微粒捕获该复合物，在磁场的作用下，磁性微粒被吸附至电极上，各种游离成分被吸弃。电极加压后产生光信号，其强度与检样中一定范围的 T_4 含量成反比。

2. 试剂

购买与仪器配套的商品成套试剂盒。

3. 操作

按仪器操作说明书进行，只须分离血清上机，包括加样、分离、搅拌、温育、打印结果在内的各项操作均由仪器自动进行。

4. 参考区间

参考值：66.0~181.0nmol/L。

由于各厂商的产品不同以及各地区的实验室差异，各实验室应建立自己的参考值。

5. 附注

（1）溶血、脂血、黄疸标本与类风湿因子不影响结果，但标本应置于-20℃环境下存放，并避免反复冻融。待测标本及试剂上机前注意恢复至室温，避免过度振摇产生泡沫影响测试。

（2）标本与质控样品禁用叠氮钠防腐。

（3）批号不同的试剂不能混用；每批试剂应分别制作标准曲线。

6. 临床意义

甲状腺功能亢进、T_3 毒血征、大量服用甲状腺素、慢性甲状腺炎急性恶化期、甲状腺结合球蛋白结合力增高征等患者血清 T_4 值显著升高。

原发或继发性甲状腺功能减退，如黏液性水肿、呆小症，以及服用抗甲状腺药物、甲状腺结合球蛋白结合力降低、肾病综合征、重症肝病患者及服用某些药物（如苯妥英钠、柳酸制剂等）时血清中 T_4 值显著降低。

三、游离三碘甲状腺原氨酸测定

血循环中，游离三碘甲状腺原氨酸（FT_3）主要与甲状腺结合球蛋白结合，仅小部分（约 0.3%）为不结合的具生理活性的游离部分（FT_3），其血清浓度与甲状腺的功能状态密切相关。FT_3 的测定不受血循环中结合蛋白浓度和结合特性变化的影响，较 T_3 的测定更为可靠。FT_3 测定采用 RIA 法、CLIA 法和 ELISA 法等，这里介绍 TrFIA、CLIA 法与 ECLIA 法。

（一）TrFIA 法

1. 原理

试剂盒采用二抗包被反应孔。加入待测血清、抗 FT_3 单克隆抗体（单抗）温育。抗 FT_3 单抗和包被在微孔板上的二抗结合的同时，检样中的 FT_3 和抗 FT_3，单抗结合，形成抗原抗体免疫复合物。温育后洗板，加入铕标记 FT_3，和抗 FT_3 单抗上剩余的位点结合，再经温育后洗板，加入解离增强液将标记在复合物中的铕离子解离。在溶液中，铕离子和增强液中的有关成分形成强荧光强度的微囊螯合物，荧光强度和样品中的 FT_3 浓度成反比。

2. 试剂

购买成套的商品试剂盒，主要组成如下：

（1）96 孔微孔反应板：已包被第二抗体。

（2）FT_3 标准品：由 6 瓶组成，分别含有 0、2.2、3.5、8.0、25.0、60.0pmol/L FT_3 标准品。

（3）抗 FT_3 单克隆抗体：1 瓶（0.8mL）。

（4）铕标记 FT_3：1 瓶（干粉）。

（5）浓缩洗液（25×）：1 瓶（40mL）。

（6）分析缓冲溶液：1 瓶（30mL，红色）。

（7）温育缓冲液：1 瓶（30mL，黄色）。

（8）增强液：1 瓶（50mL）。

3. 操作

（1）试剂准备。

1）洗涤液 40mL 浓缩洗液加 960mL 蒸馏水混合（pH 值为 7.8）。

2）FT_3 标准品：每个浓度标准品中加入 1.1mL 去离子水，使用前 30 分钟复溶。

3）铕标记 FT_3：在铕标记 FT_3 中加入 0.8mL 去离子水，使用前 30 分钟复溶。

4）抗 FT_3 单抗工作液：每条反应板需 30μl 抗 FT_3 单抗溶液加 3mL 红色缓冲液。

5）铕标记 FT_3 工作液：每条反应板需 30μl 铕标记 FT_3 加 3mL 黄色缓冲液。

（2）洗板 1 次，拍干。

（3）吸取 50μlFT_3 标准品或待测血清，按顺序加入微孔反应板的孔中。

（4）每孔加 200μl 红色抗 FT_3 单抗溶液。

（5）慢速振荡 120 分钟，振荡时间不得超过 180 分钟。洗板 4 次，拍干。

（6）每孔加 200μl 黄色铕标记 FT_3 工作液。4℃环境下静止 30 分钟。洗板 6 次，拍干。

（7）每孔加入增强液 200μl，尽量避免污染。慢速振荡 5 分钟，上机检测。

4. 计算

以 FT_3 标准品的浓度为横坐标（对数坐标），荧光强度为纵坐标（普通坐标），在半对数坐标纸上绘制标准曲线，根据检样的荧光强度即可查出相应的 FT_3 浓度。此步骤通常以时间分辨荧光测定仪按设定模式直接打印，报告结果。

5. 参考区间

参考值：4.7~7.8pmol/L。

6. 附注

参阅三碘甲状腺原氨酸的 TrFIA 法测定。

7. 临床意义

见 ECLIA 测定法。

（二）CLIA 法

1. 原理

本方法为 CUA 法的竞争法，即用过量的碱性磷酸酶标记抗原（$ALP-FT_3$）与检样中未标记抗原（FT_3），在反应体系中竞争结合特异性抗体的结合位点。当反应达平衡时，加入联有羊抗鼠 IgG 抗体的磁性颗粒，可捕获 $ALP-FT_3-Ab$ 抗原抗体复合物，在磁场的作用下自行沉淀。经洗涤并吸弃废液后加入发光底物 AMPPD，后者在 AIP 的作用下，迅速发出稳定的光量子。

2. 试剂

购买与仪器配套的商品成套试剂盒。

3. 操作

按仪器操作说明书进行，只须分离血清上机，包括加样、分离、搅拌、温育、打印结果在内的各项操作均由仪器自动进行。

4. 参考区间

参考值：3.67~10.43pmol/L。

由于各厂商的产品不同以及各地区的实验室差异，各实验室应建立自己的参考值。

5. 附注

（1）待测标本及试剂上机前注意恢复至室温。

（2）测定标本严重溶血影响结果；标本应置于-20℃环境下存放，并避免反复冻融。

（3）不同批号的试剂不能混用，每批试剂应分别制作标准曲线。

6. 临床意义

见 ECLIA 法。

（三）ECLIA 法

1. 原理

待测抗原（FT_3）、生物素化的 FT_3 竞争性地与铕标记的抗 FT_3 抗体结合，待测抗原（FT_3）的量与生物素化的 FT_3 和铕标记的抗 FT_3 抗体所形成的免疫复合物的量成反比，加入链霉亲和素包被的磁性微粒捕获上述免疫复合物，在磁场的作用下，磁性微粒被吸附至电极上，各种游离成分被吸弃。电极加压后产生光信号，其强度与检样中一定范围的 FT_3 含量成反比。

2. 试剂

购买与仪器配套的商品成套试剂盒。

3. 操作

按仪器操作说明书进行，只须分离血清上机，包括加样、分离、搅拌、温育、打印结果在内的各项操作均由仪器自动进行。

4. 参考区间

参会值：2.8~7.1pmol/L。

由于各厂商的产品不同以及各地区的实验室差异，各实验室应建立自己的参考值。

5. 附注

（1）溶血、脂血、黄疸标本与类风湿因子不影响结果，但标本应置于-20℃环境下存放，并避免反复冻融。待测标本及试剂上机前应恢复至室温，并避免过度振摇产生泡沫影响测试。

（2）标本与质控品禁用叠氮钠防腐。

（3）批号不同的试剂不能混用；每批试剂应分别制作标准曲线。

6. 临床意义

甲状腺功能亢进包括甲状腺功能亢进危象时，FT_3 明显升高；缺碘亦会引起 FT_3 浓度的代偿性升高。此外 T_3 甲状腺功能亢进、弥漫性毒性甲状腺肿（Graves 病）、初期慢性淋巴细胞性甲状腺炎（桥本甲状腺炎）等 FT_3 也明显升高。而甲状腺功能减退、低 T_3 综合征、黏液性水肿、晚期桥本甲状腺炎等 FT_3 则明显降低。应用糖皮质激素、苯妥英钠、多巴胺等药物治疗时可出现 FT_3 降低。

四、游离甲状腺素测定

绝大多数的游离甲状腺素（FT_4）与其转运结合蛋白质（甲状腺结合球蛋白、前清蛋白、清蛋白等）结合，其游离部分（FT_4）仅为 0.04%，为 T_4 的生理活性部分。FT_4 的代谢水平不受其结合蛋白质的影响，直接测定 FT_4 对了解甲状腺功能更有意义。FT_4 测定采用 RIA 法、CLIA 法和 ELISA 法等，这里介绍 TrFIA、CLIA 法与 ECLIA 法。

（一）TrFIA 法

1. 原理

试剂盒采用二抗包被反应孔。加入抗 FT_4 单克隆抗体（单抗）温育。抗 FT_4 单抗和包被在微孔板上的二抗结合。温育后洗板，加入待测血清，其中的 FT_4 和抗 FT_4 单抗结合形成抗原抗体免疫复合物，温育后洗板，加入铕标记 FT_4 和抗 FT_4 单抗上剩余位点结合，再经温育洗板，加入解离增强液将标记在复合物中的铕离子解离。在溶液中，铕离子和增强液中的有关成分形成强荧光强度的微囊螯合物。荧光强度和样品中的 FT_4 浓度成反比。

2. 试剂

购买成套的商品试剂盒，主要成分如下：

（1）96 孔微孔反应板：已包被第二抗体。

（2）FT_4 标准品：由 6 瓶组成，分别含有 0、2.8、6.8、15.4、36.0、80.0pmol/L FT_4 标准品。

（3）抗 FT_4 单克隆抗体：1 瓶（0.75mL）。

（4）铕标记 FT_4：1 瓶（0.75mL）。

（5）浓缩洗液（25×）：1 瓶（40mL）。

（6）分析缓冲溶液：1 瓶（30mL，红色）。

（7）温育缓冲液：1 瓶（30mL，黄色）。

（8）增强液：1 瓶（50mL）。

3. 操作

（1）试剂准备

1）洗涤液：40mL 浓缩洗液加 960mL 蒸馏水混合（pH 值为 7. 8）。

2）抗 FT_4 单抗工作液：每条反应板需 30μl 抗 FT_4 单抗溶液加 3mL 红色缓冲液混合。

3）铕标记 FT_4 工作液：每条反应板需 30μl 铕标记 FT_4 溶液加 3mL 黄色缓冲液混合。

（2）每孔加 200μl 红色抗 FT_4 单抗工作液，慢速振荡 70 分钟。

（3）吸取 25μlFT_4 标准品或待测血清，按顺序加入微孔反应板的小孔中。慢速振荡 60 分钟，洗板 6 次。

（4）每孔加 200μl 黄色铕标记 FT_4 工作液，4℃环境下静止 30 分钟。洗板 4 次。

（5）每孔加入增强液 200μl。加样时尽量避免加样头碰到孔中的试剂，以免污染。用振荡仪慢速振荡 5 分钟。用时间分辨荧光检测仪检测。

4. 计算

以 FT_4 标准品的浓度为横坐标（对数坐标），荧光强度为纵坐标（普通坐标），在半对数坐标纸上绘制标准曲线，根据样品的荧光强度即可查出相应的 FT_4 浓度。此步骤通常以时间分辨荧光测定仪按设定模式直接打印，报告结果。

5. 参考区间

参考值：8. 7～17. 3pmol/L。

6. 临床意义

见 ECLIA 测定法。

（二）CLIA 法

1. 原理

本法为 CLIA 的竞争法，即用过量的碱性磷酸酶标记抗原（ALP-FT_4）与待测血清中未标记抗原（FT_4），在反应体系中竞争结合相应抗体的结合位点：当反应达平衡时，加入联有羊抗鼠 IgG 抗体的磁性颗粒，捕获 ALP-FT_4-Ab 抗原抗体复合物，在磁场的作用下磁性微粒自行沉淀。经洗涤并吸弃废液后加入发光底物 AMPPD。后者在 ALP 的作用下迅速发出稳定的光量子。

2. 试剂

购买与仪器配套的商品成套试剂盒。

3. 操作

按仪器操作说明书进行，只须分离血清上机，包括加样、分离、搅拌、温育、打印结果在内的各项操作均由仪器自动进行。

4. 参考区间

参考值：11.2~20.1pmol/L。

由于各厂商的产品不同以及各地区的实验室差异，各实验室应建立自己的参考值。

5. 附注

（1）待测标本及试剂上机前应恢复至室温。

（2）测定标本严重溶血影响结果；标本应置-20℃环境下存放，并避免反复冻融。

（3）不同批号的试剂不能混用，每批试剂应分别制作标准曲线。

6. 临床意义

见 ECLIA 测定法。

（三）ECLIA 法

1. 原理

待测抗原（FT_4）、生物素化的 FT_4 竞争性地与钌标记的抗 FT_4 抗体结合，待测抗原（FT_4）的量与生物素化的 FT_4 和钌标记的抗 FT_4 抗体所形成的免疫复合物的量成反比。加入链霉亲和素包被的磁性微粒捕获该免疫复合物，在磁场的作用下，磁性微粒被吸附至电极上，吸弃无关的游离成分。电极加压后产生光信号，其强度与检样中一定范围的 FT_4 含量成反比。

2. 试剂

购买与仪器配套的商品成套试剂盒。

3. 操作

按仪器操作说明书进行，只须分离血清上机，包括加样、分离、搅拌、温育、打印结果在内的各项操作均由仪器自动进行。

4. 参考区间

参考值：12. 0~22. 0pmol/L。

由于各厂商的产品不同以及各地区的实验室差异，各实验室应建立自己的参考值。

5. 附注

（1）溶血、脂血、黄疸标本与类风湿因子不影响结果，但标本应置于-20℃环境下存放，并避免反复冻融。待测标本及试剂上机前应恢复至室温，避免过度振摇产生泡沫影响测试。

（2）标本与质控样品禁用叠氮钠防腐。

（3）批号不同的试剂不能混用；每批试剂应分别制作标准曲线。

6. 临床意义

甲状腺功能亢进包括甲状腺功能亢进危象、多结节性甲状腺肿、弥漫性毒性甲状腺肿、初期桥本甲状腺炎等 FT_4 均有明显升高；部分无痛性甲状腺炎、重症感染发热、重危患者、应用某些药物如肝素、胺碘酮等，亦会引起 FT_4 的升高。

甲状腺功能减退、黏液性水肿、晚期桥本甲状腺炎、应用抗甲状腺药物等 FT_4 的降低较 FT_3 更为明显；服用苯妥英钠、糖皮质激素以及部分肾病综合征患者，其 FT_4 亦有下降。

第二节　性激素测定

一、睾酮测定

男性血中的睾酮（T）是由睾丸 Leydig 细胞合成，主要由睾丸、肾上腺分泌。16岁后T明显升高，40岁后T逐渐降低。女性血中的T半数以上由雄烯二酮转化而来，卵巢也可少量分泌。T的主要功能是诱导胎儿性分化，促进并维持男性第二性征的发育，维持男性性功能，促进蛋白质合成及骨骼生长，增加基础代谢等。此外T与LH共同促进精子的形成及成熟，并与精子活动力和精小管的代谢有关。正常情况下，血清T受促性腺激素释放激素（GnRH）脉冲式分泌的调控和影响，每12小时出现一次峰值。如果T水平异常，应多次检测一天中不同时间的T水平。

T的测定一般采用RIA与CLIA等技术，这里介绍TrFIA法、CLIA法与ECLIA法。

（一）TrFIA法

1. 原理

原理为铕标记T和待测血清中T竞争性与抗T抗体结合。96孔反应板上包被的是第二抗体，可以和抗T抗体-T抗原复合物结合。整个反应只需一步温育。最后加入解离增强液将铕标记T上的铕离子释放到溶液中，形成高效的荧光复合物，样本中T的浓度和荧光复合物的荧光强度成反比。

2. 试剂

购买成套的商品试剂盒，主要组成如下：

（1）96孔微孔反应板：已包被第二抗体。

（2）T标准品：由6瓶组成，分别含有0、0.5、1.5、5.0、15.0、50.0nmol/L T标准品。

（3）铕标记T：1瓶（干粉）。

（4）抗T抗体：1瓶（干粉）。

（5）浓缩洗液（25×）：1瓶（40mL）。

（6）缓冲溶液：1瓶（30mL）。

（7）增强液：1瓶（50mL）。

3. 操作

（1）试剂准备。

1）洗涤液：40mL浓缩洗液加960mL蒸馏水混合。

2）标准品：在各浓度T标准品中加入1.0mL去离子水，用前30分钟内复溶。

3）铕标记T工作液：在铕标记T瓶中加0.3mL去离子水，在用前30分钟内复溶。每条反应板需30μl的铕标记T溶液加1.5mL缓冲液混合。

4）抗T抗体工作液：在抗T抗体瓶中加0.3mL去离了水，用前30分钟内复溶。每条反应板需30μl抗T抗体溶液与1.5mL缓冲液混合，此过程须在用前30分钟内完成。

（2）洗板1次，拍干。

（3）吸取25μlT标准品或待测血清，按顺序加入微孔反应板的孔中。每孔加100μl已稀释的铕标记T工作液。每孔加100μl抗T抗体工作液。慢速振荡60分钟，洗板4次，拍干。

（4）每孔加200μl增强液，加样过程中，避免碰到小孔的边缘和其中的试剂，尽量避免污染。慢速振荡5分钟。用时间分辨荧光检测仪检测。

4. 计算

以T标准品的浓度为横坐标（对数坐标），荧光强度为纵坐标（普通坐标），在半对数坐标纸上绘制标准曲线，根据检样的荧光强度即可查出相应的T浓度。此步骤通常以时间分辨荧光测定仪按设定模式直接打印，报告结果。

5. 参考区间

男性：8.7～33nmol/L。女性：0～3.0nmol/L。

6. 附注

（1）认真阅读说明书，严格按说明书操作。不同批号的试剂，过期的试剂不可使用。

（2）实验室环境干净无尘，对于试验成功有决定性的意义。

（3）每批检测时最好用复孔做标准曲线。

（4）试剂和检样使用前应恢复至室温（18～25℃）。

（5）洗板机应定期进行校正，保证管道通畅。洗涤时，确认微孔注满洗液；洗涤完成后保证微孔残留液不超过5μl；将微孔板倒扣于无尘吸水纸上拍干。

（6）加增强液及铕标志物时，请使用专用吸头，以避免污染。加增强液及中和抗原时，吸头应悬空，避免接触小孔边缘及其中的试剂。

（7）使用干净一次性容器配制铕标志物，不同试验的铕标志物不可混用。避免铕标记稀释液进入铕标志物原液中。若对实验结果有疑问，应重复实验。

7. 临床意义

见 ECLIA 法。

（二）CLIA 法

1. 原理

待测血清中的 T、碱性磷酸酶标记的 T（ALP-T）与特异性抗 T 抗体（Ab）进行竞争性结合反应，由于 ALP-T 和 Ab 为一定量的，T 的量越多，ALP-T-Ab 的量就越少。而光子的量与 ALP-T-Ab 的量成正比，与 T 的量成反比。

2. 试剂

购买与仪器配套的商品成套试剂盒。

3. 操作

按仪器操作说明书进行，只须分离血清上机，包括加样、分离、搅拌、温育、打印结果在内的各项操作均由仪器自动进行。

4. 参考区间

男性：9.4～37.0nmol/L；女性：0.18～1.78nmol/L。

由于各厂商的产品不同以及各地区的实验室差异，各实验室应建立自己的参考值。

5. 附注

（1）待测标本及试剂上机前均应恢复至室温。

（2）测定标本严重溶血影响结果；标本应置于-20℃环境下存放，并避免反复冻融。由于 T 的分泌为脉冲式分泌，如果 T 水平异常，应重复测定。

（3）批号不同的试剂不能混用，每批试剂应分别制作标准曲线。同批试剂如超过定标稳定时间，应重新定标。

（4）患者在采集标本前，不得接受放射性治疗或体内同位素检查。口服避孕药与 T 有交叉反应。妊娠或服用卵磷脂、丹那唑、19-去甲 T 等均影响测定结果。

6. 临床意义

见 ECLIA 测定法。

（三）ECLIA 法

1. 原理

待测抗原（T）、钌标记的 T 竞争性地与生物素化的抗 T 单克隆抗体结合，待测抗原的量与钌标记的 T 和生物素化的抗 T 单克隆体体所形成的免疫复合物的量成反比。加入链霉亲和素包被的磁性微粒捕获形成的免疫复合物，在磁场的作用下，结合部分吸附至电极上，吸弃未结合部分。电极加压后产生光信号，其强度与检样中一定范围的 T 含量成反比。

2. 试剂

购买与仪器配套的商品成套试剂盒。

3. 操作

按仪器操作说明书进行，只需分离血清上机，包括加样、分离、搅拌、温育、打印结果在内的各项操作均由仪器自动进行。

4. 参考区间

男性：9.9 ~ 27.8nmol/L；女性：0.22 ~ 2.9nmol/L；儿童：0.42 ~ 38.5nmol/L。

由于各厂商的产品不同以及各地区的实验室差异，各实验室应建立自己的参考值。

5. 附注

（1）溶血、脂血、黄疸标本与类风湿因子不影响结果，但标本应置于-20℃环境下存放，并避免反复冻融。待测标本及试剂上机前注意恢复至室温，避免过度振摇产生泡沫影响测试。

（2）标本与质控品禁用叠氮钠防腐。

（3）批号不同的试剂不能混用；每批试剂应分别制作标准曲线。

6. 临床意义

病理情况下，T 分泌过多见于睾丸良性间质细胞瘤，此时 T 可比正常高 100 倍；先天性肾上腺皮质增生、女性皮质醇增多症、女性男性化肿瘤、女性特发性多毛、多囊卵巢综合征、睾丸女性化综合征、中晚期孕妇等血中 T 均增加，肥胖者也可稍增加。

T 分泌不足见于垂体病变时，因促性腺激素减少使间质细胞发育不良所致。手术、感染、病理损伤等因素造成睾丸功能低下，T 分泌也减少。此外，男性性功能低下、原发性睾丸发育不全性幼稚、阳痿、甲状腺功能减退、高泌乳素血征、部分男性乳腺发育、肝硬化、慢性肾功能不全等患者血中 T 均减低。

二、雌二醇测定

雌二醇（E_2）是雌激素中生物活性最强的一种，是使女性青春期外生殖器、输卵管和子宫等生长、发育的重要激素，并维持和促进女性特征的发育。对蛋白、糖、脂类和水、电解质以及钙、磷代谢有一定影响，在排卵的控制机制中也起着核心的作用。与男性不同，雌激素主要作用于垂体，而雄性激素 T 作用于下丘脑和垂体。因此，对于中枢和垂体均有“正”和“负”反馈作用，低浓度时为正反馈，高浓度时为负反馈。一般认为 E_2 主要在卵巢卵泡生长发育过程中由颗粒细胞层及卵泡内膜层分泌，胎盘和肾上腺也有少量产生。男性少量的 E_2 主要由睾丸分泌。

E_2 检测通常采用 RIA 法与 CLIA 法，这里介绍 TrFIA 法、CLIA 法与 ECLIA 法。

（一）TrFIA 法

1. 原理

本法是铕标记 E_2 和待测血清中 E_2 竞争结合大鼠抗 E_2 抗体上的结合位点。标准品、质控品和待测血清中的 E_2 抑制铕标记 E_2 和抗体的结合，96 孔反应板上包被的是可以和抗 E_2 抗体抗原复合物结合的抗大鼠 IgG。

解离增强液将铕离子从铕标记 E_2 上解离下来，和增强液中的有效成分形成强荧光螯合物；荧光强度和样本中的 E_2 浓度成反比。

2. 试剂

购买成套的商品试剂盒，主要组成如下。

（1）96 孔微孔反应板：已包被抗大鼠 IgG 抗体。

（2）E_2 标准品：由 7 瓶组成，分别含有 0、0.05、0.15、0.5、1.5、5.0、15.0nmol/L E_2 标准品。

（3）铕标记 E_2：1 瓶（0.3mL）。

（4）抗 E_2 抗体溶液：1 瓶（0.3mL）。

（5）浓缩洗液（25×）：1 瓶（40mL）。

（6）缓冲液：1 瓶（30mL）。

（7）增强液：1 瓶（30mL）。

3. 操作

（1）试剂准备。

1）标准品：使用前 30 分钟之内，于每个浓度标准品中分别加入 0.5mL 蒸馏水，混合。

2）洗涤液：40mL 浓缩洗液加 960mL 蒸馏水混合（pH 值为 7.8）。

3）铕标记 E_2 工作液：使用前 1 小时配制，每条反应板需 30μl 铕标记 E_2 加 1.5mL 缓冲液混合。

4）抗 E_2 抗体工作液：同上。

（2）洗板 1 次，并在无尘吸水纸上吸干。

（3）吸取 25μl E_2 标准品或待测血清按顺序加入微孔反应板的孔中；每孔加 100μl 抗 E_2 抗体工作液。慢速振荡 30 分钟。

（4）每孔加 100μl 铕标记 E_2 工作液。慢速振荡 120 分钟。洗板 6 次，拍干。

（5）每孔加 200μl 增强液，慢速振荡 5 分钟。用时间分辨荧光检测仪检测。

4. 计算

以 E_2 标准品的浓度为横坐标（对数坐标），荧光强度为纵坐标（普通坐标），在半对数坐标纸上绘制标准曲线，根据检样的荧光强度即可查出相应的 E_2 浓度。此步骤通常以时间分辨荧光测定仪按设定模式直接打印，报告结果。

5. 参考区间

女性卵泡期：0.08～2.1nmol/L；排卵期：0.7～2.1nmol/L；黄体期：0.08～0.85nmol/L；绝经期：0～0.09nmol/L。成年男性：0～0.13nmol/L。

6. 临床意义

见 ECLIA 测定法。

（二）CLIA 法

1. 原理

待测抗原（E_2）和碱性磷酸酶标记的抗原（ALP-E_2）竞争性结合相应的抗体（Ab）。由于 ALP-E_2 和 Ab 为一定量的，E_2 的量越多，ALP-E_2-Ab 的量就越少。当反应达平衡时，加入联有羊抗鼠 IgG 抗体的磁性颗粒，吸附 ALP-E_2-Ab 并在磁场的作用下自行沉淀。吸弃上清液后经洗涤吸弃废液，加入发光底物 AMPPD，后者在 ALP 的作用下迅速发出稳定的光量子。光子的量与 ALP-E_2-Ab 的量成正比，与 E_2 的量成反比。以光量子的产出作为纵坐标，E_2 的浓度作为横坐标绘制标准曲线。将待测标本同样处理即可于标准曲线上查得 E_2 的浓度。

2. 试剂

购买与仪器配套的商品成套试剂盒。

3. 操作

按仪器操作说明书进行。只须分离血清上机，包括加样、分离、搅拌、温育、打印结果在内的各项操作均由仪器自动进行。

4. 参考区间

女性卵泡期：0.18～0.27nmol/L；排卵期：0.34～1.55nmol/L；黄体期：0.15～1.08nmol/L；绝经期：0.01～0.14nmol/L。成年男性：0.19～0.24nmol/L。

由于各厂商的产品不同以及各地区的实验室差异，各实验室应建立自己的参考值。

5. 附注

（1）待测标本及试剂上机前应恢复至室温。

（2）标本严重溶血影响测定结果。标本应置于-20℃环境下存放，并避免反复冻融。

（3）批号不同的试剂不能混用。每批试剂应分别制作标准曲线。同批试剂如超过定标稳定时间，应重新定标。

6. 临床意义

见 ECLIA 测定法。

（三）ECLIA 法

1. 原理

待测抗原（E_2）、钌标记的 E_2 竞争性地与生物素化的抗 E_2 单克隆抗体结合，待测抗原（E_2）的量与钌标记的 E_2 和生物素化的抗 E_2 单克隆体体所形成的免疫复合物的量成反比，加入链霉亲和素包被的磁性微粒捕获上述免疫复合物，在磁场的作用下，磁性微粒被吸附至电极上，吸弃未结合部分。电极加压后产生光信号，其强度与检样中一定范围的 E_2 含量成反比。

2. 试剂

购买与仪器配套的商品成套试剂。

3. 操作

按仪器操作说明书进行，只须分离血清上机，包括加样、分离、搅拌、温育、打印结果在内的各项操作均由仪器自动进行。

4. 参考区间

女性卵泡期：0.09～0.72nmol/L；排卵期：0.24～1.51nmol/L；黄体期：0.15～0.96nmol/L；绝经期：0.04～0.15nmol/L。成年男性：0.05～0.22nmol/L。

由于各厂商的产品不同以及各地区的实验室差异，各实验室应建立自己的参考值。

5. 附注

（1）溶血、脂血、黄疸标本与类风湿因子不影响结果，但标本应置于-20℃环境下存放，并避免反复冻融。待测标本及试剂上机前注意恢复至室温，并避免过度振摇产生泡沫影响测试。

（2）标本与质控样品禁用叠氮钠防腐。

（3）批号不同的试剂不能混用；每批试剂应分别制作标准曲线。

6. 临床意义

血清 E_2 测定是检查丘脑下部-垂体-生殖腺轴功能的指标之一，主要用于青春期前内分泌疾病的鉴别诊断和闭经或月经异常时对卵巢功能的评价，也是男性睾丸或肝脏肿瘤的诊断指标。

肾上腺皮质增生或肿瘤时，血中 E_2 水平异常增高。卵巢肿瘤、原发性或继发性性早熟、无排卵功能性子宫出血、男性女性化、多胎妊娠、肝硬化、系统性红斑狼疮和冠心病等患者血清 E_2 均升高。肥胖男子血中 E_2 水平较高，男性吸烟者血中 E_2 水平也明显高于非吸烟者。

下丘脑病变、垂体前叶功能减退、原发性或继发性卵巢功能不足（如垂体卵巢性不孕或闭经、卵巢囊肿等）、绝经期、皮质醇增多症等患者血中 E_2 水平降低；葡萄胎、无脑儿、妊娠期吸烟妇女等血中 E_2 水平也显著降低；重症妊娠高血压综合征患者血中 E_2 水平往往较低。若血中 E_2 水平特别低，则提示有胎儿宫内死亡的可能。

三、雌三醇测定

雌三醇（E_3）在非孕期是 E_2 的代谢产物，在血中含量最高。在妊娠中、晚期 90%的 E_3 来自胎盘和胎儿，因此血中 E_3 的含量变化能监测胎盘功能和胎儿的健康状况。孕妇尿中雌激素排泄量约有 90%是 E_3，因此测定孕妇尿中 E_3 也能反映胎盘和胎儿的功能状态。但孕妇尿中 E_3 排泄量在 24 小时中有一定的波动，因此一般不主张测定孕妇尿中 E_3。血中 E_3 亦有阵发性波动，1 小时内的变异系数（CV）可达 19%。因此，一般主张连续采血测 3 次采用其平均值。

测定 E_3 通常采用 RIA 法与 CUA 法，这里介绍 TrFIA 法和 CLIA 法。

（一）TrFIA 法

1. 原理

用铕标记 E_3 和待测血清中 E_3 竞争结合抗 E_3 抗体上的的结合位点。标准品、质控品和待测血清中的 E_3 抑制铕标记 E_3 和抗 E_3 抗体的结合，96 孔反应板上包被的是可以和抗 E_3 抗体抗原复合物结合的二抗。

解离增强液将铕离子从铕标记 E_3 上解离下来，和增强液中的有效成分形成强荧光螯合物；荧光强度和样本中的浓度成反比。

2. 试剂

购买成套的商品试剂盒，主要组成如下：

（1）96孔微孔反应板：已包被第二抗体。

（2）E_3 标准品：由6瓶组成，分别含有0、0.6、1.2、5.0、15.0、50.0nmol/L E_3 标准品。

（3）铕标记 E_3：1瓶（冻干品）。

（4）抗 E_3 抗体溶液：1瓶（0.3mL）。

（5）浓缩洗液（25×）：1瓶（40mL）。

（6）缓冲液：1瓶（30mL）。

（7）增强液：1瓶（50mL）。

3. 操作

（1）试剂准备。

1）E_3 标准品：在每个浓度标准品中加入1.1mL蒸馏水，混合。此过程须在用前30分钟内完成。

2）洗涤液：40mL浓缩洗液加960mL蒸馏水混合。

3）铕标记 E_3 工作液：使用前30分钟内，取0.75mL去离子水溶解冻干品，每条反应板需15μl铕标记 E_3 加1.5mL缓冲液混合。

4）抗 E_3 抗体工作液：每条反应板需45μl抗 E_3 抗体溶液加1.5mL缓冲液混合。

（2）每孔加100μl稀释的抗 E_3 抗体工作液，在振荡器上缓慢振荡15分钟，按顺序加入50μl标准品或待测血清到微孔反应板的孔中。

（3）每孔加100μl铕标记 E_3 工作液。慢速振荡60分钟。洗板6次，拍干。

（4）每孔加200μl增强液，慢速振荡5分钟。用时间分辨荧光检测仪检测。

4. 计算

以 E_3 标准品的浓度为横坐标（对数坐标），荧光强度为纵坐标（普通坐标），在半对数坐标纸上绘制标准曲线，根据检样的荧光强度即可查出相应的 E_3 浓度。此步骤通常以时间分辨荧光测定仪按设定模式直接打印，报告结果。

5. 参考区间

孕15~20周：2.5~7.6nmol/L。

孕 21~25 周：3.4~37.8nmol/L。

孕 26~30 周：17.2~51.5nmol/L。

孕 31~35 周：19.7~78.2nmol/L。

孕 36~40 周：20.1~85.2nmol/L。

6. 临床意义

见 ECLIA 法。

（二）CLIA 法

1. 原理

检样中 E_3 和碱性磷酸酶标记 E_3（ALP-E_3）与抗 E_3 抗体（Ab）进行竞争性结合反应。反应系统中形成的光子的量与 ALP-E_3-Ab 的量成正比，与 E_3 的量成反比。以光量子的产出为纵坐标，E_3 的浓度作为横坐标绘制标准曲线图。将待测标本同样处理即可于标准曲线上查得 E_3 的浓度。

2. 试剂

购买与仪器配套的商品成套试剂盒。

3. 操作

按仪器操作说明书进行，只需分离血清上机，包括加样、分离、搅拌、温育、打印结果在内的各项操作均由仪器自动进行。

4. 参考区间

孕 26~28 周：4.1~7.3μg/L。

孕 28~32 周：7.4~8.5μg/L。

孕 32~36 周：9.3~13.7μg/L。

孕 36~38 周：16.7~23.7μg/L。

孕 38~40 周：17.7~25.4μg/L。

孕>40 周：19.3~30.0μg/L。

由于各厂商的产品不同以及各地区的实验室差异，各实验室应建立自己的参考值。

5. 附注

（1）待测标本及试剂上机前注意恢复至室温。

（2）标本严重溶血影响测定结果。标本应置-20℃环境下存放，并避免反复冻融。

（3）批号不同的试剂，不能混用，每批试剂应分别制作标准曲线。同批试剂如超过定标稳定时间，应重新定标。

6. 临床意义

孕妇产前应连续测定 E_3 以观察胎儿、胎盘功能的动态变化，而不限定于一个数值作为临界线。因胎儿先天性肾上腺发育不全或胎儿畸形（如无脑儿）而影响肾上腺功能者，E_3 值仅为正常量的 1/10；胎儿宫内生长迟缓或孕妇吸烟过多、营养不良而影响胎儿发育，E_3 值下降；胎盘功能不良、死胎、妊娠高血压综合征、糖尿病等患者 E_3 值也显著下降；高龄妊娠者，若 E_3 值逐步下降，提示妊娠过期；明显降低则为胎儿窘迫的表现。

四、黄体酮测定

黄体酮（P）是一种重要的孕激素，不仅在月经周期的调节中起重要作用，也是维持妊娠所必需的一种激素。P 主要由黄体产生，妊娠期主要来源于胎盘，是睾酮、雌激素和肾上腺皮质激素生物合成的主要中间体。妊娠期间的 P 直接作用于黄体，调节该组织前列腺素的合成。P 的主要作用是促进子宫内膜增厚，使其中的血管和腺体增生，引起分泌以便受精卵（胚胎）着床。若 P 降低会发生母体对胎儿的免疫排斥反应，亦有早期流产的危险。P 还具有促进乳腺腺泡与导管发育为泌乳作准备的作用，以及促进体内的产热作用。它使基础体温在排卵后升高约 1℃，并在黄体期内维持此水平。P 的测定主要用于确定排卵，孕激素治疗监测和早期妊娠状况的评价。在判断黄体功能状态及对卵巢生理病理的研究方面具有重要意义。

P 检测通常采用 RIA 法与 CLIA 法，这里介绍 TrFIA 法、CLIA 法与 ECLIA 法。

（一）TrFIA 法

1. 原理

为铕标记 P 和待测血清中 P 竞争性与抗 P 抗体结合的固相荧光免疫法。96

孔反应板上包被的是第二抗体，可以和P抗原-抗P抗体复合物结合。整个反应只需一步温育。最后加入解离增强液将铕标记P上的铕离子释放到溶液中，形成高效的荧光复合物，待测血清中P的浓度与荧光复合物的荧光强度成反比。

2. 试剂

购买成套的商品试剂盒，主要组成如下：

（1）96孔微孔反应板：已包被第二抗体。

（2）P标准品：由6瓶组成，分别含有0、1.0、4.0、10.0、40.0、120.0nmol/L P标准品。

（3）铕标记P溶液：1瓶（干粉）。

（4）抗P抗体：1瓶（干粉）。

（5）浓缩洗液（25×）：1瓶（40mL）。

（6）缓冲溶液：1瓶（30mL）。

（7）增强液：1瓶（50mL）。

3. 操作

（1）试剂准备

1）洗涤液：40mL浓缩洗液加960mL蒸馏水混合（pH值为7.8）。

2）铕标记P溶液：准确加入0.3mL去离子水至小瓶、混匀。应在用前30分钟内完成。

3）抗P抗体溶液：准确加入0.3mL去离子水至小瓶、混匀。应在用前30分钟内完成。

4）铕标记P工作液：每条反应板需30μl铕标记P溶液加1.5mL缓冲液混合，备用。

5）抗P抗体工作液：每条反应板需30μl抗P抗体溶液加1.5mL缓冲液混合，备用。

（2）吸取25μl标准品或待测血清按顺序加入微孔反应板的孔中。

（3）分别吸取已稀释的铕标记P工作液和抗P抗体工作液各100μl至各孔中。慢速振荡120分钟。洗板4次，并在无尘吸水纸上拍干。

（4）每孔加200μl增强液。加样过程中避免加样头接触到小孔边缘和其中试剂，以免污染。慢速振荡5分钟。用时间分辨荧光检测仪检测。

4. 计算

以 P 标准品的浓度为横坐标（对数坐标），荧光强度为纵坐标（普通坐标），在半对数坐标纸上绘制标准曲线，根据检样的荧光强度即可查出相应的 P 浓度。此步骤通常以时间分辨荧光测定仪按设定模式直接打印，报告结果。

5. 参考区间

成年男性：0.7～3.0nmol/L；女性卵泡期：1.3～3.4nmol/L；排卵期：1.7～2.4nmol/L；黄体期：11.6～68.9nmol/L；绝经期妇女：0～3.0nmol/L。

6. 临床意义

见 ECLIA 法。

（二）CLIA 法

1. 原理

本方法为 CLIA 的竞争法，即待测抗原（P）与过量的碱性磷酸酶标记抗原（ALP-P）在反应体系中竞争性地结合特异性抗 P 抗体（Ab）的结合位点。实验时，检样中 P 和 AIP-P 与 Ab 进行竞争性结合反应，由于 ALP-P 和 Ab 为一定量的，检样中 P 的量越多，ALP-P-Ab 的量就越少。当反应达平衡时，反应体系中光子的产出量与 ALP-P-Ab 的量成正比，而与 P 的量成反比。

2. 试剂

购买与仪器配套的成套商品试剂盒。

3. 操作

按仪器操作说明书进行，只须分离血清上机，包括加样、分离、搅拌、温育、打印结果在内的各项操作均由仪器自动进行。

4. 参考区间

女性卵泡期：0.2～1.2μg/L；排卵期：0.6～2.6 μg/L；黄体期：5.8～22.1μg/L；绝经期：0.2～0.9μg/L。成年男性：0.4～1.1μg/L。

由于各厂商的产品不同以及各地区的实验室差异，各实验室应建立自己的参考值。

5. 附注

（1）待测标本及试剂上机前注意恢复至室温。

（2）测定标本严重溶血影响结果。标本应置于-20℃环境下存放，并避免反复冻融。

（3）在月经期和妊娠后，P在血中浓度的变化较大。

（4）批号不同的试剂不能混用。每批试剂应分别制作标准曲线。同批试剂如超过定标稳定时间，应重新定标。

6. 临床意义

见ECLIA测定法。

（三）ECLIA法

1. 原理

待测抗原（P）、钌标记的P竞争性地与生物素化的抗P单克隆抗体结合，待测抗原（P）的量与钌标记的P和生物素化的抗P单克隆抗体所形成的免疫复合物的量成反比，加入链霉亲和素包被的磁性微粒与后者结合，在磁场的作用下，结合部分吸附至电极上，吸弃未结合部分。电极加压后产生光信号，其强度与检样中一定范围的P含量成反比。

2. 试剂

购买与仪器配套的商品成套试剂盒。

3. 操作

按仪器操作说明书进行，只需分离血清上机，包括加样、分离、搅拌、温育、打印结果在内的各项操作均由仪器自动进行。

4. 参考区间

女性卵泡期：0.6~4.7nmol/L；排卵期：2.4~9.4nmol/L；黄体期：5.3~86.0nmol/L；绝经期：0.3~2.5nmol/L；成年男性：0.7~4.3nmol/L。

由于各厂商的产品不同以及各地区的实验室差异，各实验室应建立自己的参考值。

5. 附注

（1）溶血、脂血、黄疸标本与类风湿因子不影响结果，但标本应置-20℃环境下存放，并避免反复冻融。

待测标本及试剂上样前注意恢复至室温，并避免过度振摇产生泡沫影响测试。

（2）标本与质控品禁用叠氮钠防腐。

（3）批号不同的试剂不能混用；每批试剂应分别制作标准曲线。

6. 临床意义

P 增高见于葡萄胎、轻度妊娠高血压综合征、糖尿病孕妇、肾上腺癌、库兴综合征、多发性排卵、多胎妊娠、原发性高血压、先天性17a-羟化酶缺乏征、先天性肾上腺皮质增生、卵巢颗粒层膜细胞瘤、卵巢脂肪样瘤等患者。

排卵障碍、卵巢功能减退征、无排卵性月经、闭经、全垂体功能减退征、Addison 病、先兆流产、黄体功能不全、胎儿发育迟缓、死胎、严重的妊娠高血压综合征等患者血中黄体酮降低。

第三节　胰激素测定

一、胰岛素测定

胰岛素（Ins）是由含 51 个氨基酸组成的小分子蛋白质，人 Ins 相对分子质量仅 5 800。Ins 由胰腺的 β 细胞分泌，分泌入血后约 10 分钟即降解，肝脏在此过程起着主要作用。Ins 在体内是促进合成代谢的主要激素，对糖、脂肪与蛋白质的合成与储存起着十分重要的作用。血糖是调节 Ins 分泌的最重要因素，许多氨基酸如精氨酸、赖氨酸也有刺激 Ins 分泌的作用；另胃泌素、胰高血糖素等一些激素、支配胰岛的迷走神经等亦可刺激 Ins 的释放。

Ins 的测定有 RIA 法与 ELISA 法等，这里介绍 CLIA 法与 ECLIA 法。

（一）CLIA 法

1. 原理

本法为 CLIA 的夹心法。待测抗原（Ins）与鼠抗人 Ins 单克隆抗体（mAb）、碱性磷酸酶标记的羊抗 Ins 抗体（ALP-gAb）反应，Ins 的量越多，与 mAb 和 ALP-gAb 的结合量就越多。经洗涤吸弃废液后加入发光底物 AMPPD，后者在 ALP 的作用下迅速发出稳定的光量子，光子的量与 mAb-Ins-ALP-gAb

的量（即 Ins 的量）成正比。

2. 试剂

购买与仪器配套的商品成套试剂盒。

3. 操作

按仪器操作说明书进行，只须分离血清上机，包括加样、分离、搅拌、温育、打印结果在内的各项操作均由仪器自动进行。

4. 参考区间

空腹时：4.0~15.6 U/L。

由于各厂商的产品不同以及各地区的实验室差异，各实验室应建立自己的参考值。

5. 附注

（1）待测标本及试剂上机前注意恢复至室温。

（2）测定标本明显溶血或脂血应避免使用；标本应置于-20℃环境下存放，并避免反复冻融。

（3）批号不同的试剂不能混用，每批试剂应分别制作标准曲线；同批试剂如超过定标稳定时间，应重新定标。

6. 临床意义

见 ECLIA 测定法。

（二）ECLIA 法

1. 原理

待测标本（Ins）、生物素化的抗 Ins 单克隆抗体与钌标记的抗 Ins 另一位点单克隆抗体在反应体系中混匀，形成双抗体夹心抗原抗体复合物。加入链霉亲和素包被的磁性微粒捕获该免疫复合物，在磁场的作用下，磁性微粒被吸附至电极上，吸弃各种游离成分。电极加压后产生光信号，其强度与检样中一定范围的 Ins 含量成正比。

2. 试剂

购买与仪器配套的商品成套试剂盒。

3. 操作

按仪器操作说明书进行，只须分离血清上机，包括加样、分离、搅拌、温育、打印结果在内的各项操作均由仪器自动进行。

4. 参考区间

空腹时：17.8~173.0pmol/L。

由于各厂商的产品不同以及各地区的实验室差异，各实验室应建立自己的参考值。

5. 附注

（1）溶血、脂血、黄疸标本与类风湿因子不影响结果，但标本应置于-20℃环境下存放，并避免反复冻融。待测标本及试剂上机前注意恢复至室温，避免过度振摇产生泡沫影响测试。

（2）批号不同的试剂不能混用；每批试剂应分别制作标准曲线。标本与质控品禁用叠氮钠防腐。

（3）由于 Ins 的分泌有时相效应，因此对于 Ins 的测定应分时采样测定激发曲线。

6. 临床意义

Ins 的增高常见于非胰岛素依赖型糖尿病（2 型糖尿病），此类患者常较肥胖，其早期与中期均有高胰岛素血症；胰岛 β 细胞瘤、胰岛素自身免疫综合征、脑垂体功能减退征、甲状腺功能减退征、Addison 病也有异常增高。此外，怀孕妇女，应激状态下如外伤、电击与烧伤等患者 Ins 的水平也较高。

Ins 的减低常见于胰岛素依赖型糖尿病（1 型糖尿病）及晚期非胰岛素依赖型糖尿病（2 型糖尿病）患者；胰腺炎、胰腺外伤、β 细胞功能遗传性缺陷病的患者及服用噻嗪类药、β 受体阻滞剂者常见血 Ins 的降低。

二、C 肽测定

C 肽（C-P）是由 31 个氨基酸组成的分子质量为 3 000 的连接肽，由胰岛素原在转化酶的作用下降解时形成。C-P 与胰岛素连接所形成的胰岛素原结构，对于维持胰岛素原分子的稳定性和完整性具重要的意义。由于胰岛 β 细胞分泌 C-P 和胰岛素是呈等分子的，肝脏对 C-P 的摄取仅 10%以下，因此 C-P 的测

定更能反映胰岛 β 细胞的功能。这里介绍 ECLIA 法。

1. 原理

待测标本、生物素化的抗 C-P 单克隆抗体与钌标记的抗 C-P 另一位点单克隆抗体，在反应体系中混匀，形成双抗体夹心抗原抗体复合物。加入链霉亲和素包被的磁性微粒与之结合，在磁场的作用下，结合免疫复合物的磁性微粒被吸附至电极上，未结合的无关成分被吸弃。电极加压后产生光信号，其强度与检样中一定范围的 C-P 含量成正比。

2. 试剂

购买与仪器配套的商品成套试剂盒。

3. 操作

按仪器操作说明书进行，只需分离血清上机，包括加样、分离、搅拌、温育、打印结果在内的各项操作均由仪器自动进行。

4. 参考区间

空腹时：250. 0~600. 0pmol/L。

由于各厂商及各地区的实验室差异，各实验室应建立自己的参考值。

5. 附注

（1）溶血、脂血、黄疸标本与类风湿因子不影响结果，但标本应置于-20℃环境下存放，并避免反复冻融。待测标本及试剂上机前注意恢复至室温，避免过度振摇产生泡沫影响测试。

（2）批号不同的试剂不能混用；每批试剂应分别制作标准曲线。标本与质控品禁用叠氮钠防腐。

（3）C-P 的分泌有时相效应，对于 C-P 的测定应分时采样测定激发曲线。

6. 临床意义

由于 C-P 的测定不受注射胰岛素的影响，因此对于胰岛素治疗的患者，C-P 的变化更能反映胰岛 B 细胞的功能，以决定是否需继续治疗。此外 C-P 的测定也可用于鉴别低血糖的原因，是因胰岛素瘤的过度分泌或是因患者自己注射了胰岛素。还可用于判定胰岛素瘤的切除是否完整或是否已经转移，及用于胰岛移植手术后的监测。

第四章

临床细菌学检验

第一节　葡萄球菌属

葡萄球菌属细菌为革兰阳性球菌，因常堆积、排列成葡萄串状而得名，广泛分布于自然界、人、动物的体表及与外界相通的腔道中，大部分是不致病的腐物寄生菌，少数为致病菌。

一、分类

葡萄球菌属目前有51个种和亚种，引起人类疾病的重要菌种包括金黄色葡萄球菌、表皮葡萄球菌、溶血葡萄球菌、路登葡萄球菌、施氏葡萄球菌、腐生葡萄球菌、中间葡萄球菌、猪葡萄球菌等。

临床上常根据能否产生凝固酶而将葡萄球菌分为凝固酶阳性葡萄球菌（主要为金黄色葡萄球菌）和凝固酶阴性葡萄球菌（CNS）两大类。

根据噬菌体分型，可将金黄色葡萄球菌分为5个群和26个型。噬菌体分型在流行病学调查、追查传染源和研究菌体分型与疾病类型间的关系方面均有重要作用。

此外，还有利用质粒大小分型、血清学分型、抗生素分型和细菌DNA分型等。该菌属细菌DNA的G+C的摩尔分数为30%~39%。

二、生物学特性

（一）形态与染色

菌体球形或略呈椭圆形，直径 0.5~1.5μm，典型的葡萄球菌排列成葡萄串状，也可呈单个、成双、短链（液体培养基或脓汁中），无鞭毛，无芽孢，体外培养时一般不形成荚膜。为革兰阳性菌，但衰老、死亡、被中性粒细胞吞噬后或受作用于细胞壁的药物影响时，菌体常转为革兰阴性。

（二）培养特性

营养要求不高，在普通培养基上生长良好。兼性厌氧或需氧，最适生长温度 35~37℃。最适 pH 值 7.4~7.6。在普通平板上经 37℃孵育 24 小时，形成圆形、隆起、表面光滑、湿润、边缘整齐、不透明的菌落，直径 2mm 左右。因不同菌种产生的色素不同，菌落所呈颜色也不同，金黄色葡萄球菌菌落为金黄色或橙色，表皮葡萄球菌菌落为白色或无色，腐生葡萄球菌菌落为柠檬色或无色。色素均为脂溶性，培养基不着色。在血平板上多数金黄色葡萄球菌菌落周围有透明溶血环（β 溶血），能在含 10%~15%NaCl 培养基中生长。在高盐甘露醇平板上金黄色葡萄球菌形成黄色菌落。

（三）生化反应

多数菌株能够分解葡萄糖、麦芽糖和蔗糖，产酸不产气，触酶阳性。致病菌株能分解甘露醇等。

（四）抗原结构

1. 葡萄球菌 A 蛋白（SPA）

SPA 是存在于细胞壁表面的一种蛋白，90%以上的金黄色葡萄球菌菌株为阳性。SPA 可与人和多种哺乳动物（豚鼠、小鼠等）的 IgG1、IgG2 和 IgG4 分子的 Fc 段非特异性结合，其 IgG 的 Fab 段仍能与相应抗原发生特异性结合。用带有 SPA 的葡萄球菌作为载体，结合特异性 IgG，检测相应抗原，称为协同凝集试验，该法可用于多种微生物抗原的检测。SPA 与 IgG 结合后的复合物还具有抗吞噬作用、促细胞分裂、引起超敏反应、损伤血小板等多种生物学活性。

2. 荚膜

大多数金黄色葡萄球菌的表面存在荚膜多糖，利于细菌黏附到细胞或生物性瓣膜、导管、人工关节等生物合成材料表面，导致感染。

3. 多糖抗原

位于细胞壁，具有群特异性。

（五）抵抗力

葡萄球菌属在无芽孢的细菌中抵抗力最强。耐干燥、耐热、耐盐，能在含10%~15%NaCl的培养基中生长，此特点可用于筛选菌株。耐药菌株逐年增多，临床上耐青霉素G的金黄色葡萄球菌菌株高达90%以上，尤其是耐甲氧西林金黄色葡萄球菌（MRSA），已经成为医院感染最常见的致病菌。

三、临床意义

（一）致病物质

葡萄球菌中以金黄色葡萄球菌产生的毒素及酶最多，故其毒力最强。

1. 凝固酶

多数致病菌株能产生凝固酶，该酶能使经枸橼酸钠或肝素抗凝的人或家兔血浆发生凝固。凝固酶有两种类型：①游离凝固酶：分泌至菌体外的、其作用类似凝血酶原、可被血浆中的协同因子激活后变成凝血酶样物质，使液态的纤维蛋白原变成固态的纤维蛋白，从而使血浆凝固。②结合凝固酶或聚集因子：结合在菌体表面的纤维蛋白原的受体，能与纤维蛋白原结合，使纤维蛋白原变成纤维蛋白，快速凝聚细菌。

凝固酶阳性菌进入机体后，使周围血液或血浆中的纤维蛋白等包被在菌体表面，阻止吞噬细胞的吞噬及胞内消化作用；亦能保护菌体不被血清中杀菌物质破坏。在葡萄球菌引起的感染病灶周围有纤维蛋白缠绕，细菌不易向外周扩散，故金黄色葡萄球菌引起的化脓性感染病灶多局限。

2. 葡萄球菌溶素

其化学成分是蛋白质，按抗原性不同，可分为α、β、γ、δ等，对人类有致病作用的主要是α溶素。能使多种哺乳动物红细胞溶血，以兔红细胞最敏感，比人红细胞高约 100 倍。对白细胞、血小板、肝细胞、成纤维细胞等也有损伤作用，可引起组织坏死。

3. 杀白细胞素

为不耐热的蛋白质，属于膜钻孔素家族，只攻击中性粒细胞和巨噬细胞，导致中毒性炎症反应及组织坏死。死亡白细胞的残存成分可形成脓栓，加重组织损伤。

4. 肠毒素

由噬菌体Ⅲ群金黄色葡萄球菌产生的一组热稳定可溶性蛋白质，处于 100℃环境下可 30 分钟不被破坏，能抵抗胃肠液中蛋白酶的水解作用。食入该毒素可引起急性胃肠炎，也称食物中毒，其发病率占食物中毒的首位。

此外，该毒素还具有超抗原作用，能非特异性激活 T 细胞，释放过量的细胞因子而致病。

5. 表皮剥脱毒素

由噬菌体Ⅱ群金黄色葡萄球菌产生，其化学成分为蛋白质，分 A、B 两个血清型。金黄色葡萄球菌染色体上携带的噬菌体基因编码耐热 A 型；RW002 质粒编码不耐热 B 型。该毒素引起烫伤样皮肤综合征（SSSS），又称剥脱性皮炎，多见于新生儿、幼儿和免疫功能低下的成人。

6. 毒性休克综合征毒素-1（TSST-1）

由噬菌体Ⅰ群金黄色葡萄球菌产生的一种外毒素，属超抗原家族，能刺激 T 细胞诱发产生 TNF 和 IL-1，引起机体多个器官、系统功能紊乱或毒性休克综合征（TSS）。

（二）所致疾病

1. 化脓性感染

葡萄球菌可通过多种途径侵入机体，导致局部、内脏或全身感染。①局部感染：主要由金黄色葡萄球菌引起的皮肤软组织感染，如疖、痈、毛囊炎、甲沟炎、睑腺炎、蜂窝织炎、伤口化脓及脓肿等。②内脏感染：如支气管炎、肺炎、脑膜炎、脓胸、骨髓炎、中耳炎、心包炎、心内膜炎等。③全身感染：如败血症、脓毒血症等，多由金黄色葡萄球菌引起，新生儿或少数免疫功能低下者可由表皮葡萄球菌引起。

2. 毒素性疾病

由外毒素引起。

（1）食物中毒：食物被金黄色葡萄球菌产毒株污染，在适宜温度下，经8~10小时，可产生大量的肠毒素。食入肠毒素后与肠道神经细胞受体结合，刺激呕吐中枢，1~6小时出现症状，先有恶心、呕吐、上腹痛，继以腹泻，以呕吐最为突出。大多数患者1~2天自行恢复，预后良好。

（2）烫伤样皮肤综合征：由表皮剥脱毒素引起，多见于新生儿。皮肤出现弥漫性红斑，1~2天后表皮起皱，继而出现大疱，最后表皮脱落。

（3）毒性休克综合征：主要由TSST-1引起，主要表现为急性高热、低血压、猩红热样皮疹，严重时出现休克，有些患者也可出现呕吐、腹泻等症状。

3. 医院感染

凝固酶阴性葡萄球菌是人体皮肤正常菌群成员，也是医院感染的主要病原菌，其中表皮葡萄球菌可引起泌尿系统感染、败血症、术后感染、腹膜透析性腹膜炎、植入性医用器械引起的感染等。

四、微生物学检验

（一）检验程序

葡萄球菌的检验程序见图4-1。

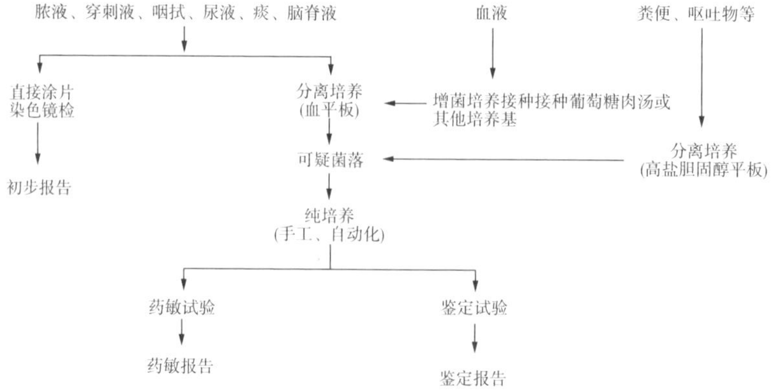

图4-1 葡萄球菌的检验程序

（二）标本采集

采集标本时应避免病灶周围正常菌群污染。化脓性病灶采取脓汁、渗出液，疑为败血症患者采取血液，脑膜炎者采取脑脊液；食物中毒者采集患者呕吐物、可疑食物或粪便等。

（三）标本直接检查

1. 直接涂片、革兰染色镜检

镜下如见革兰阳性球菌，多数呈葡萄串样排列，对于无菌体液标本如脑脊液、关节液等，有重要临床价值；其他标本见到细菌的同时见到炎性细胞有一定的参考价值。可初步报告“查到革兰阳性球菌，疑似葡萄球菌”，并进一步培养鉴定。

2. 抗原检测

胶乳凝集试验检测 SPA 及荚膜抗原。

3. 核酸检测

针对耐热核酸酶 nuc、16S rRNA 可鉴定葡萄球菌，测定 mecA 可快速检测耐甲氧西林金黄色葡萄球菌（MRSA）。

（四）分离培养

脓汁、尿液、渗出液等可直接接种血平板；血液、骨髓、脑脊液等含菌量少的标本需增菌后再分离培养；粪便、呕吐物等含污染菌的标本应接种于选择平板，如 SS 平板、甘露醇高盐平板、哥伦比亚多黏菌素奈啶酸平板。

（五）鉴定试验

与其他革兰阳性、触酶阳性的球菌鉴别，首先确定为葡萄球菌属，然后再作属内种的鉴定。

1. 葡萄球菌属确定

血平板上菌落特点及革兰染色镜检结果符合葡萄球菌；触酶阳性，溶葡萄球菌素（200μg/mL）和呋喃唑酮 100μg 敏感；氧化酶阴性等可与其他革兰阳性球菌区别。红霉素（0.4μg/mL）耐药及甘油需氧产酸等可以与微球菌区别。

2. 菌种确定

8 种临床常见葡萄球菌的鉴别见表 4-1。

表 4-1　临床常见葡萄球菌关键性鉴定试验

菌种	试验																	
	凝固酶	凝集因子	耐热核酸酶	新生霉素耐药	多黏菌素耐药	碱性磷酸酶	吡咯烷酮酶	鸟氨酸脱羧酶	脲酶	β-半乳糖苷酶	需氧产酸							
											海藻糖	甘露醇	甘露糖	松二糖	木糖	纤维二糖	麦芽糖	蔗糖
金黄色葡萄球菌	+	+	+	−	+	+	−	−	d	−	+	+	+	+	−	−	+	+
表皮葡萄球菌	−	−	−	−	+	+	−	d	+	−	−	−	+	d	−	−	+	+
腐生葡萄球菌	−	−	−	+	−	−	−	−	+	+	+	d	−	+	−	−	+	+
溶血葡萄球菌	−	−	−	−	−	−	+	−	−	−	+	d	−	d	−	−	+	+
里昂葡萄球菌	−	(+)	−	−	d	−	+	+	d	−	+	−	+	d	−	−	+	+
施氏葡萄球菌	−	+	+	−	−	+	+	−	−	+	d	−	+	−	−	−	−	−
中间葡萄球菌	+	d	+	−	−	+	+	−	+	+	+	d	+	d	−	−	±	+
猪葡萄球菌	d	−	+	−	+	+	−	−	d	−	+	−	+	−	−	−	−	+

注：“+”表示90%以上菌株阳性；“−”表示90%以上菌株阴性；“±”表示90%以上菌株弱阳性；“d”表示11%~89%阳性。

3. 重要的鉴定试验

（1）凝固酶试验：分为玻片法和试管法。玻片法是检测结合凝固酶（凝聚因子）的方法，挑取菌落（不能用高盐甘露醇平板）少许加入1滴血浆（1∶4稀释）中研匀，10秒内观察是否有凝块形成，有凝块形成则为阳性。试管法是检测游离凝固酶的方法，将增菌培养物和血浆放到一起，37℃环境下水浴4小时，有凝块形成则为阳性，如37℃环境下18~24小时无凝块形成则为阴性。但必须注意：①有些菌株能产生葡激酶，延长孵育时间可使凝块溶解，出现假阴性。②细菌不纯或有污染时可导致假阳性。无论玻片法或试管法均应设阳性对照与阴性对照。

（2）触酶试验：挑取菌落置于清洁的玻片上，滴加3%的 H_2O_2 1~2滴，1分钟内产生大量气泡为阳性。葡萄球菌触酶试验为阳性，链球菌为阴性。

（3）耐热核酸酶：将待检菌培养物置于沸水中15分钟，然后滴加于含甲苯胺蓝核酸琼脂凹孔内，置于35℃环境下孵育1小时，凹孔周围琼脂变为粉红色则为阳性。金黄色葡萄球菌对该试验为阳性。

（4）新生霉素抵抗试验：采用 K-B 法做药敏试验，抑菌环直径小于等于 16mm 为阳性（耐药）。金黄色葡萄球菌对新生霉素敏感。

（5）改良氧化酶试验：将待检菌涂布到无色的滤纸片上，滴加改良氧化酶试剂，2 分钟内呈深蓝色则为阳性。葡萄球菌氧化酶对该试验为阴性。

第二节　链球菌属

链球菌属为链状或个别菌种成双排列的革兰阳性球菌，广泛分布于自然界，是人和动物的寄生菌。某些菌种毒力强，能引起人类的某些疾病。

一、分类

链球菌属分类较复杂，尚未统一，常用的分类方法如下：

1. 传统分类法

根据链球菌在血平板上溶血情况分类。

（1）甲型（α）溶血性链球菌：菌落周围有狭窄（1~2mm 宽）的草绿色溶血环，故又称草绿色链球菌。溶血环内的红细胞并未完全溶解，绿色物质可能是细菌产生的 H_2O_2 破坏血红蛋白所致。呈草绿色溶血的链球菌除肺炎链球菌外，多为机会致病菌。

（2）乙型（β）溶血性链球菌：亦称溶血性链球菌，菌落周围出现明显的宽而透明的溶血环（2~4mm 宽），溶血环内的红细胞完全溶解。此型链球菌致病力强，能引起多种疾病。

（3）丙型（γ）链球菌：菌落周围不出现溶血环，亦称非溶血性链球菌，一般不致病。

2. 按抗原结构分类

根据链球菌细胞壁中多糖抗原不同，按 Lancefield 血清学分群法将其分为 A、B、C、D 等 20 群，对人类致病主要的是 A 群，B、C、D 和 G 群偶可致病。血清群和溶血性无平行关系，但对人类致病的 A 群链球菌多数呈乙型溶血。

临床分离菌株的鉴定首先采用传统分类法，将其分成以下几类：

（1）β 溶血链球菌（A、C、G 群）：β 溶血链球菌分为 2 组：①菌落直径大于0.5mm组，包括A群化脓性链球菌、C群、G群的马链球菌和似马链球菌。②菌落小于0.5mm组，包括具有A、C、G群抗原的米勒链球菌，另外米勒链球菌也可出现α溶血和不溶血现象。

（2）β溶血性链球菌（B群）：又称无乳链球菌。

（3）α溶血性链球菌：包括肺炎链球菌和草绿色链球菌群。

（4）不溶血D群链球菌：指牛链球菌。

二、生物学特性

1. 形态与染色

菌体呈球形或椭圆形，直径为0.5~1.5μm，革兰染色阳性，链状排列，链长短不一，由4~8个至20~30个菌细胞组成。链的长短与菌种及生长环境有关，在液体培养基中形成的链比固体培养基上长。肺炎链球菌单个菌体呈矛头状，宽端相对、尖端相背，成双排列，有荚膜，无芽孢及鞭毛。自病灶新分离菌株为革兰染色阳性，若培养时间长或被中性粒细胞吞噬后，可转为革兰阴性。

2. 培养特性

兼性厌氧，营养要求较高，普通培养基不生长，在含血液、血清、葡萄糖的培养基上生长良好。最适生长温度35~37℃，最适pH值7.4~7.6。在羊血琼脂平板上孵育24小时后可形成灰白色、圆形、表面光滑、边缘整齐的小菌落(肺炎链球菌因产生自溶酶，菌落常凹陷呈“脐窝状”)，不同菌株溶血情况不一（α、β、γ）。

3. 生化反应

能分解多种糖类、氨基酸及蛋白质，触酶阴性。一般不分解菊糖，不被胆汁溶解，用这两个特性可鉴别草绿色链球菌和肺炎链球菌，肺炎链球菌这两个试验通常为阳性。

4. 抵抗力

本菌属细菌抵抗力不强，对常用消毒剂敏感，对抗菌药物多敏感，但在干燥尘埃中可生存数月。

三、临床意义

（一）A 群链球菌

A 群链球菌也称化脓性链球菌，是人类细菌感染常见的病原菌之一。

1. 致病物质

可产生多种外毒素和胞外酶，并有较强的侵袭力，是最常见的致病性链球菌。

（1）细胞壁成分：①脂磷壁酸（LTA），人类口腔黏膜上皮细胞和血细胞细胞膜上有 LTA 结合点，故 LTA 是黏附因子。②M 蛋白，A 群链球菌细胞壁中的蛋白质组分，有近 100 种血清型，具有抗吞噬作用。此外，M 蛋白与心肌、肾小球基底膜等有共同抗原，可刺激机体产生特异性免疫应答，与链球菌感染后的某些超敏反应疾病有关。

（2）侵袭性酶类：①透明质酸酶，又名扩散因子，能分解细胞间质的透明质酸，利于病菌在组织中扩散。②链激酶，亦称链球菌溶纤维蛋白酶，能使血液中纤维蛋白酶原变成纤维蛋白酶，故可溶解血块或阻止血浆凝固，有利于病菌在组织中扩散。③链道酶，亦称链球菌 DNA 酶，主要由 A、C、G 群链球菌产生，能降解脓液中具有高度黏稠性的 DNA，使脓液稀薄，促进病菌扩散。

（3）外毒素。

1）链球菌溶血素：有溶解红细胞、破坏白细胞和血小板的作用。根据对 O_2 的稳定性，分为链球菌溶血素 O（SLO）和链球菌溶血素 S（SLS）两种。SLO 是一种含有—SH基的蛋白质，遇 O_2 时—SH 基被氧化为—S—S—基而失去溶血活性。SLO 抗原性强，链球菌感染后 2～3 周至病愈后数月到 1 年内可检出抗 SLO 抗体，测定抗 SLO 抗体含量，可作为链球菌新近感染指标之一或风湿热及其活动性的辅助诊断。SLS 对 O_2 稳定，链球菌在血琼脂平板上菌落周围的 β 溶血环即由其所致。SLS 是小分子糖肽，无免疫原性。

2）致热外毒素：又称红疹毒素或猩红热毒素，由 A 群链球菌溶原菌株产生，是引起人类猩红热的主要致病物质。

2. 所致疾病

A 群链球菌引起的疾病约占人类链球菌感染的 90%，可引起化脓性、中毒性和超敏反应性三类疾病。

（1）化脓性感染：①皮肤及皮下组织感染，如蜂窝组织炎、痈、脓疱疮等。②其他组织感染，如扁桃体炎、咽炎、咽峡炎、鼻窦炎、中耳炎、脑膜炎、淋巴管炎和淋巴结炎等，也可经产道感染引起产褥热。

（2）中毒性疾病：又名猩红热，由产致热外毒素的 A 群链球菌引起，细菌经咽喉黏膜侵入机体，引起发热、咽峡炎、皮肤弥漫性鲜红色皮疹等症状。

（3）链球菌感染后超敏反应性疾病：主要有风湿热和急性肾小球肾炎，常在链球菌感染后 1~4 周发病，致病机制与链球菌 M 蛋白等抗原刺激机体引起Ⅱ、Ⅲ型超敏反应有关。

（二）B 群链球菌

B 群链球菌（GBS），学名为无乳链球菌，正常妇女阴道和直肠带菌率为 30%左右，在健康人鼻咽部标本中也能分离到。可引起新生儿肺炎、败血症、脑膜炎等，近年来感染率不断上升，死亡率约为 15%。

（三）草绿色链球菌

1. 龋齿

变异链球菌与龋齿密切相关。该菌能产生葡糖基转移酶，分解蔗糖产生高相对分子质量、黏性大的不溶性葡聚糖（牙菌斑的基质），可黏附口腔中的大量细菌，其中乳杆菌能发酵多种糖类，产生大量酸，当 pH 值降至 4.5 左右时，能使牙釉质脱钙，造成龋齿。

2. 亚急性细菌性心内膜炎

当拔牙或扁桃体摘除时，寄居在口腔、龈隙中的咽峡炎链球菌（具有 A、C、F、G 荚膜抗原）可侵入血流引起菌血症。在一般情况下，血流中细菌短时间内即被肝、脾、淋巴结和骨髓中的吞噬细胞清除，若心瓣膜有病损或为人工瓣膜时，细菌容易黏附于其上并生长繁殖，引起亚急性细菌性心内膜炎。

（四）肺炎链球菌

本菌主要的致病物质是荚膜，荚膜有抗吞噬作用，细菌侵入人体后能迅速繁殖而致病。一旦失去荚膜，细菌在一定程度上即失去了致病力。肺炎链球菌寄生在正常人的口腔及鼻咽腔，一般不致病。当机体抵抗力减弱时，肺炎链球菌可由上呼吸道侵入，经支气管到达肺组织，可引起大叶性肺炎，患者表现为寒战、高热、胸痛、咳嗽、铁锈色痰。肺炎后可继发胸膜炎、脓胸，也可引起中耳炎、乳突炎、败血症或脑膜炎等。在麻疹病毒等呼吸道病毒感染后或营养不良及抵抗力差的小儿、老年人易感染本菌。

四、微生物学检验

（一）检验程序

链球菌检验程序见图 4-2。

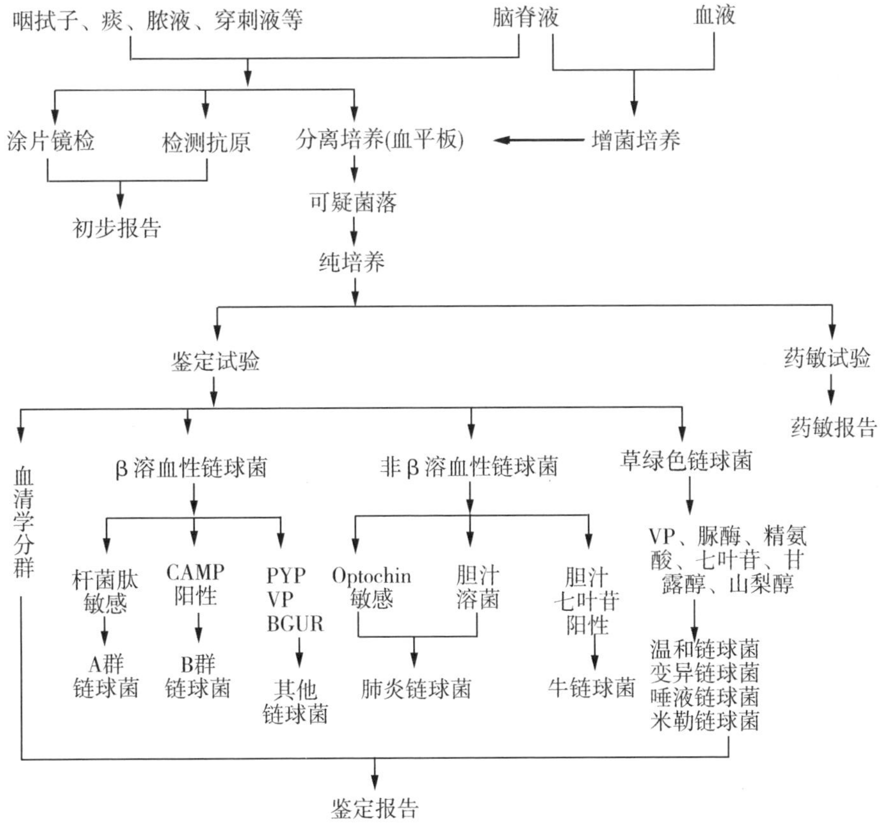

图 4-2　链球菌检验程序

（二）标本采集

根据病种不同及检验项目不同采取不同标本。细菌培养可采集脓液、咽拭子和血液等；检测抗体则采集血清标本。

（三）标本直接检查

1. 染色镜检

取标本涂片、革兰染色镜检，若见链状排列的革兰阳性球菌，则有助于无污染标本的诊断。

2. 检测抗原

采用免疫学方法检测咽拭子标本中的 A 群链球菌抗原、女性阴道分泌物标本中的 B 群链球菌抗原。

（四）分离培养

血液、脑脊液标本增菌后再分离培养，其他标本可直接接种于羊血平板分离培养，经 35～37℃ 环境下孵育 24～48 小时，观察菌落大小、外形及溶血情况。

（五）鉴定

1. 初步鉴定

取可疑菌落涂片、革兰染色镜检，如见到链状排列的革兰阳性球菌，应进一步做触酶试验，链球菌触酶试验为阴性，该试验主要用于区别葡萄球菌属和口腔球菌属。

2. β 溶血链球菌鉴定

（1）Lancefield 群抗原检测：可疑菌落与分群血清作凝集试验。①与 B 群凝集的为无乳链球菌。②与F 群凝集且菌落直径小于 0.5mm 的为米勒链球菌。③与A、C、G 群凝集的不能确定菌种，须根据菌落大小及生化反应进一步鉴定。

（2）PYR 试验：化脓性链球菌产生的吡咯烷酮芳基酰胺酶能水解吡咯烷酮 β-萘基酰胺，加 N，N-二甲氧基肉桂醛试剂显桃红色。方法是将待检菌涂在含有吡咯烷酮 β-萘基酰胺（PYR）的纸片上，置于 35℃ 环境下孵育 5 分钟，再往纸片上滴加显色剂，纸片呈红色为阳性。用于鉴定能产生吡咯烷酮芳基酰胺酶的细菌，如肠球菌、链球菌属中的化脓性链球菌、草绿色气球菌和某些凝固酶阴性葡萄球菌等。

（3）VP 试验：挑取平板上孵育过夜菌落置于 2mL VP 肉汤中，孵育 6 小时后加入 VP 试剂，摇匀 30 秒，出现桃红色者为阳性，该试验可用于鉴别 A、C、G 群大菌落和小菌落的细菌。

（4）CAMP 试验：无乳链球菌能产生可扩散的细胞外蛋白（CAMP 因子），提高金黄色葡萄球菌 β 溶血活性，在血平板上两种细菌交界处溶血能力增强，形成箭头状透明溶血区。该试验是 B 群链球菌与其他链球菌鉴别的一个重要试验。

（5）β 葡萄糖醛酸苷酶（BGUR）试验：可用于鉴别 C、G 群大菌落和小菌落的细菌。

（6）杆菌肽敏感试验：A 群链球菌对 0.04U 杆菌肽几乎 100%敏感，临床分离菌株 B、C、G 群链球菌偶敏感，其他群耐药，该试验可作为 A 群链球菌重要的鉴定试验。

3. 非 β 溶血链球菌鉴定

牛链球菌具有 D 群多糖抗原，6.5%NaCl 生长试验阴性，PYR 阴性，胆汁七叶苷阳性。

4. 其他草绿色链球菌鉴定

这类细菌为革兰阳性球菌，不存在 B、D 群抗原，触酶阴性，血平板草绿色溶血，胆汁七叶苷阴性，Optochin 耐药，6.5%NaCl 生长试验阴性，万古霉素敏感。该类细菌较多，目前常规鉴定方法鉴定到种有困难，通常鉴定到群。

（六）抗链球菌溶血素 O 抗体检测

采集血清标本，用免疫学方法（乳胶凝集法或溶血抑制法）测定抗链球菌溶血素 O 抗体效价，可用于风湿热的辅助诊断，活动性风湿热患者其效价常超过 400 单位。

第三节 肠球菌属

肠球菌属原归类于链球菌属，1984 年命名为肠球菌属。常栖息在人、动物肠道及女性生殖道内，肠球菌曾被认为对人类无害，近年来研究证实该属细菌有致病潜力，是引起医院感染的重要病原菌。肠球菌细胞壁较厚，对多种抗生素耐药，给抗菌治疗带来很大困难。

一、分类

经 16S rRNA 序列分析和核酸杂交等将肠球菌分为 5 群 19 个种。临床常见的多为第 2 群，如粪肠球菌（E. faecalis）、屎肠球菌（E. faecium）。肠球菌能与 D 群链球菌抗血清反应，故曾被称为 D 群链球菌。肠球菌属细菌 DNA 的 G+C 的摩尔分数为 37%~45%。

二、生物学特性

1. 形态与染色

肠球菌为革兰阳性球菌，直径 0. 6~2. 0μm，成双或短链状排列，故与肺炎链球菌难以区别。无芽孢，无荚膜，部分肠球菌有稀疏鞭毛。

2. 培养特性

营养要求较高，兼性厌氧，最适生长温度为 35℃，多数菌株在 10~45℃环境下均能生长。在血平板上生长可形成灰白色、不透明、表面光滑、圆形、直径 0. 5~1mm 的小菌落，常不溶血，偶见 α 溶血现象。与链球菌属的显著区别在于肠球菌能在高盐（6. 5% NaCl）、高碱（pH 值 9. 6）、高胆汁（40%）和 10~45℃的环境下生长。

3. 生化反应

触酶多阴性，能分解多种糖类，胆汁七叶苷水解试验阳性，万古霉素敏感，吡咯烷酮芳基酰胺酶阳性。

4. 抵抗力

近年来耐药菌株不断增多，表现为对氨基糖苷类高水平耐药和万古霉素耐药，临床应给予高度重视。

三、临床意义

肠球菌是肠道正常菌群，常定居于肠道和女性泌尿生殖道，为机会致病菌。

在肠球菌引起的感染中以尿路感染最常见，多为院内感染，常与尿路器械操作、留置导尿管和患者尿路结构异常等有关。肠球菌亦是引起老年人和严重基础疾病患者败血症的常见病原菌。

须注意的是，肠球菌对大多数常用的抗菌药物呈固有耐药性，由于近年来抗菌药物的不合理应用，导致肠球菌耐药菌株逐年增多。

四、微生物学检验

（一）检验程序

肠球菌检验程序见图 4-3。

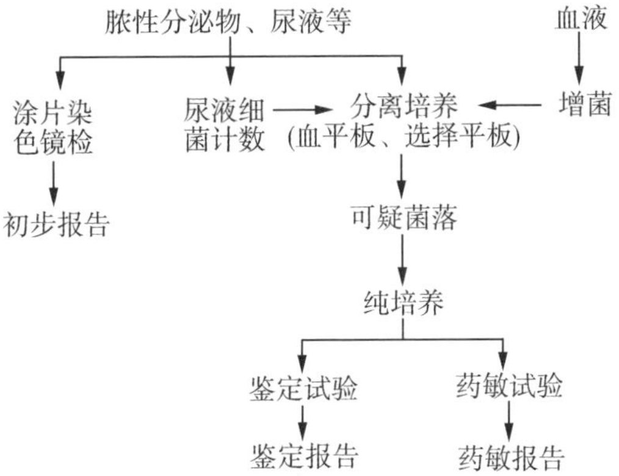

图 4-3　肠球菌检验程序

（二）标本采集

根据病种的不同，采集不同的标本，如尿液、血液及脓性分泌物等。

（三）直接检查

标本涂片、革兰染色镜检，可见成双或短链状排列的卵圆形革兰阳性球菌。

（四）分离培养

含 5%动物血的琼脂即可用于分离培养肠球菌，经 35～37℃环境下孵育 24 小时为小菌落，α 溶血或不溶血，粪肠球菌的某些菌株可出现 β 溶血。若标本中含有革兰阴性杆菌，可用选择性培养基，如叠氮胆汁七叶苷琼脂进行分离培养，该培养基可抑制革兰阴性杆菌的生长，且肠球菌菌落为黑色，便于筛选。

（五）鉴定

1. 确定菌属与群

按表 4-2 将肠球菌属与其他触酶阴性的革兰阳性球菌区别，确定肠球菌属后再按表 4-3 区别各群。

表 4-2　肠球菌属各群区别

生化试验	Ⅰ群	Ⅱ群	Ⅲ群	Ⅳ群	Ⅴ群
山梨醇产酸	+	−	−	−	−
甘露醇产酸	+	+	−	−	+
精氨酸水解	−	+	+	−	−

2. 肠球菌属内种的区别

临床分离率高的是Ⅱ群，群内种的鉴别见表4-3。

表 4-3　肠球菌Ⅱ群菌种鉴别

菌种	色素	亚碲酸盐	EFRO	MGP	动力
粪肠球菌	−	+	R	−	−
尿肠球菌	−	−	S	−	−
铅黄肠球菌	+	−	R	+	+
鹑鸡肠球菌	−	−	R	+	+
蒙氏肠球菌	+	−	S	−	−

注：EFRO 表示依罗霉素敏感试验；MGP 表示甲基-α-D-吡喃葡萄糖苷试验。

第五章

临床病毒学检验

第一节　呼吸道病毒

呼吸道病毒是指一大类以呼吸道为侵入途径，引起呼吸道局部及全身感染的一类病毒。在急性呼吸道感染中90%以上由这类病毒引起。常见的呼吸道病毒包括流行性感冒病毒、冠状病毒、麻疹病毒、腮腺炎病毒、风疹病毒、腺病毒、呼吸道合胞病毒等。所致疾病具有发病急、潜伏期短、传染性强、传播迅速、病后免疫力不持久等特点。

一、流行性感冒病毒

流行性感冒病毒简称流感病毒，是引起人和动物流行性感冒（简称流感）的病原体，属正黏病毒科，包括甲（A）、乙（B）、丙（C）三型。其中甲型流感病毒是人类流感最重要的病原体，已引起多次世界性大流行，仅1918—1919年的世界大流行，死亡人数就多达2 000万人，危害严重；乙型流感病毒一般引起局部或小流行；丙型流感病毒主要侵犯婴幼儿，多为散发感染，极少引起流行。

（一）生物学特性

1. 形态结构

流感病毒为有包膜的单股RNA病毒，多为球形，直径为80~120nm，从人或动物体内新分离出的病毒有时呈丝状或杆状。其结构可分为内、中、外三层。

（1）内层：为病毒的核心，含病毒的核酸、核蛋白（NP）和 RNA 多聚酶。

核酸为分节段的单股负链 RNA，甲型和乙型流感病毒有 8 个 RNA 节段、丙型只有 7 个 RNA 节段。每一个节段即为一个基因，能编码一种结构或功能蛋白，这一结构特点使病毒在复制过程中易发生基因重组导致新病毒株的出现。

核酸外包绕的为核蛋白，为病毒的主要结构蛋白，构成病毒衣壳，呈螺旋对称型。核蛋白为一种可溶性抗原，免疫原性稳定，很少发生变异，具有型的特异性，是流感病毒分型的依据。

（2）中层：为基质蛋白（M 蛋白），位于包膜与核心之间，具有保护病毒核心和维持病毒形态的作用。M 蛋白免疫原性稳定，具有型特异性，与核蛋白共同参与流感病毒的分型。

（3）外层：是由脂质双层构成的包膜，包膜上镶嵌有两种糖蛋白刺突，即血凝素（HA）与神经氨酸酶（NA）。两者具有重要的免疫原性，是划分流感病毒亚型的依据。①血凝素呈三棱柱状，可介导病毒包膜与宿主细胞膜融合，利于病毒吸附和穿入宿主细胞；能与鸡、豚鼠等多种动物和人的红细胞结合，引起红细胞凝集；具有型和株特异性，可刺激机体产生中和抗体，抑制病毒的感染。②神经氨酸酶呈蘑菇状，可水解宿主细胞表面的神经氨酸，利于成熟病毒的芽生释放；可破坏细胞膜上病毒的特异性受体，液化细胞表面的黏液，促使病毒从细胞上解离，利于病毒扩散；具有免疫原性，刺激机体产生的相应抗体，可抑制该酶的水解，从而抑制病毒的释放与扩散。

2. 分型与变异

根据核蛋白和基质蛋白抗原性的不同将流感病毒分为甲、乙、丙三型。甲型流感病毒又根据 HA 和 NA 的抗原性不同分为若干亚型。目前已分离出 15 个 HA 亚型（H1～H15）和 9 个 NA 亚型（N1～N9）。三型流感病毒中甲型流感病毒最易发生变异，变异的形式有抗原性漂移和抗原性转变，变异的物质基础是 HA 和 NA，病毒变异幅度的大小直接影响流行规模的大小。乙型和丙型流感病毒不易发生抗原变异，至今尚未发现亚型。

（1）抗原性漂移：因病毒基因组自发点突变引起，变异幅度小，属量变，即亚型内变异，引起甲型流感的中小型流行。

（2）抗原性转变：因病毒基因组发生重组而引起，变异幅度大，属质变，大概每隔10~15年出现一个新的变异株，导致新亚型出现，由于人群对新亚型缺乏免疫力，往往引起流感大流行甚至暴发世界性大流行。

3. 培养特性

流感病毒宜在鸡胚和培养细胞中增殖。初次分离病毒以接种鸡胚羊膜腔最好，传代适应后可接种于鸡胚尿囊腔。病毒增殖后游离于羊水或尿囊液中，取羊水或尿囊液进行红细胞凝集试验以确定病毒的存在。细胞培养可选用原代猴肾细胞或狗肾传代细胞。流感病毒在鸡胚和培养细胞中并不引起明显的细胞病变，须用红细胞吸附试验或免疫学方法测定有无病毒增殖。自人体分离的流感病毒能感染多种动物，但以雪貂最为敏感。

4. 抵抗力

流感病毒对外界环境的抵抗力较弱，耐冷不耐热，室温下传染性很快丧失，加热至56℃ 30分钟可被灭活，-70℃以下或冷冻真空干燥可长期保存。对干燥、日光、紫外线、脂溶剂和甲醛等敏感。

（二）临床意义

流感的传染源主要为急性期患者。病毒随飞沫进入呼吸道，通过其表面的血凝素吸附于呼吸道黏膜上皮细胞膜的受体上，然后侵入细胞内增殖，引起细胞变性脱落，黏膜充血水肿等局部病变。经1~3天的潜伏期，患者出现鼻塞、流涕、咳嗽、喷嚏、咽痛等症状，发病初期2~3天，鼻咽部分泌物中病毒含量最高，传染性强。病毒一般不入血，但可释放内毒素样物质入血，引起畏寒、发热、疲乏无力、头痛、全身肌肉关节酸痛等全身症状。流感属于自限性疾病，无并发症者一般病程不超过1周，但婴幼儿、老年人及患有慢性疾病的人易继发细菌感染，使病程延长症状加重，如并发肺炎等病死率高。

流感病后可获得对同型病毒的短暂免疫力，主要是机体产生的HA和NA抗体。抗HA为中和抗体，其与病毒结合后可消除病毒的感染力，尤其呼吸道局部SIgA在清除病毒、抵抗再感染中发挥重要作用。抗NA在减轻病情和阻止病毒扩散中发挥作用。细胞免疫主要靠CD_4^+T淋巴细胞，可辅助B细胞产生抗体，CD_8^+T细胞可清除病毒。

流感病毒传染性强，传播迅速，流行期间应尽量避免人群聚集，公共场所应经常通风换气和进行空气消毒，用乳酸或食醋熏蒸，可灭活空气中的流感病毒。接种流感疫苗可获得对同一亚型病毒的有效免疫力。盐酸金刚烷胺是目前防治甲型流感的常用药物，其作用机制主要是抑制病毒的穿入和脱壳。干扰素及中草药（板蓝根、金银花、大青叶等）在减轻症状缩短病程方面有较好效果。

（三）微生物学检验

1. 标本采集

应在疾病的早期、最好在发病后 3 天内采集咽漱液、鼻咽拭子或鼻腔洗液等标本。

2. 分离与鉴定

标本经抗生素处理后进行鸡羊膜腔或尿囊腔接种，35℃环境下培养 3 天，收集羊水或尿囊液做血凝试验检测病毒是否存在，血凝阳性的标本再进行血凝抑制试验以鉴定病毒的型别。原代人胚肾和猴肾细胞、传代狗肾细胞亦可用于流感病毒的分离，接种后经红细胞吸附试验和血凝试验检测病毒是否存在，阳性者用血凝抑制试验进行鉴定。

3. 标本直接检查

（1）显微镜检查：电镜观察可见球形或丝状病毒颗粒，用特异性抗体进行免疫电镜观察可提高检出率。

（2）抗原检测：用 IF、EIA 和动态连续免疫荧光法等直接检测鼻咽部细胞内或细胞培养物中的流感病毒抗原。

4. 核酸检测

可采用核酸杂交法、RT-PCR 法检测标本中或扩增标本中的流感病毒 RNA。

5. 血清学诊断

取患者急性期（发病前 3 天）和恢复期（发病后 2~3 周）双份血清检测抗体。常用的方法有：血凝抑制试验、中和试验和补体结合试验等，若恢复期血清抗体效价高出急性期 4 倍以上有诊断意义。

二、其他呼吸道病毒

（一）SARS 病毒

冠状病毒属于冠状病毒科，包括人冠状病毒和多种动物冠状病毒。该病毒呈多形性，核酸为单股正链 RNA，核衣壳呈螺旋对称，有包膜。电镜观察发现包膜表面有排列较宽的突起，形如日冕或花冠，故命名为冠状病毒。感染人类的冠状病毒主要有人呼吸道冠状病毒和人肠道冠状病毒，分别引起人类上呼吸道感染、腹泻或胃肠炎。

2002 年冬至 2003 年春在全世界流行的严重急性呼吸综合征（SARS）的病原体是一种新的冠状病毒，被命名为 SARS 病毒。

1. 生物学特性

（1）形态结构：SARS 病毒的形态在电镜下与冠状病毒类似，病毒颗粒呈不规则球形，直径 60～220nm，核衣壳呈螺旋对称，核心为单股正链 RNA，有包膜。病毒包膜上有 3 种主要的糖蛋白：即 S 蛋白、M 蛋白和 E 蛋白。①S 蛋白：为刺突糖蛋白，可介导病毒与宿主细胞上的受体结合并与宿主细胞膜相融合，是一主要的抗原蛋白。②M 蛋白：为跨膜糖蛋白，参与病毒的出芽释放与病毒包膜的形成，负责营养物质的跨膜运输。③E 蛋白：为包膜糖蛋白，散在于包膜上，是一种小分子量蛋白。

（2）培养特性：SARS 病毒可在 Vero-E6 细胞及 FRhK-4 等细胞内增殖并引起细胞病变。CPE 的特点主要为：病变细胞呈局灶、变圆、折光性强，晚期呈现葡萄串样表现。恢复期患者血清可抑制病毒复制。

（3）抵抗力：SARS 病毒对乙醚等脂溶剂敏感。化学消毒剂如过氧乙酸、次氯酸钠、乙醇、甲醛等可灭活该病毒。不耐热或酸，但对热的抵抗力比普通冠状病毒强，加热至 56℃ 30 分钟可被灭活，在粪便和尿中可存活 1～2 天，在液氮中可长期保存。

2. 临床意义

SARS 患者是主要的传染源，传播途径以近距离飞沫传播为主，亦可通过接触患者的呼吸道分泌物、消化道排泄物、其他体液或接触被患者分泌液污染的物品而传播。人群对 SARS 病毒普遍易感，但患者家庭成员和医护人员等密切接触者是本病高危人群。流行季节主要是 12 月至次年的 5 月。该病起病急，传播快，潜伏期短，一般为 4~5 天，以发热为首发症状，体温持续高于 38℃，可伴有头痛、乏力和关节痛等，3~7 天后出现干咳、胸闷、气短等症状。肺部 X 线片双侧（或单侧）出现阴影，严重者肺部出现多叶病变，X 线胸片 48 小时内病灶达 50%以上，同时出现呼吸困难和低氧血症，进而出现呼吸窘迫，进展为呼吸窘迫综合征，出现休克、DIC，多器官功能障碍综合征等。若原有糖尿病、冠心病、肺气肿等基础病的老年患者，或并发其他感染性疾病者，病死率可达 40%~50%。目前认为，SARS 病毒的致病机制主要是免疫病理损伤。

机体感染 SARS 病毒后可产生特异性的体液免疫和细胞免疫。对 SARS 的预防应以严格隔离患者、切断传播途径、提高机体免疫力为主的综合措施。用于 SARS 特异性预防的疫苗已进入试用。治疗主要采取综合支持疗法和对症处理，给予抗病毒类药物和大剂量抗生素。流行期间应尽量避免大型集会，公共场所保持空气流通。

3. 微生物学检验

（1）标本采集：可采集鼻咽拭子、气管分泌物、漱口液、痰液、粪便等标本，采集后应尽快接种，48 小时内接种者标本可 4℃保存，48 小时后接种者标本应放入-70℃环境下保存。急性期血清标本应尽可能在发病初期，一般为发病后 1 周内采集；恢复期血清标本在发病后 3~4 周采集。

（2）病毒分离：为防止细菌或真菌生长，标本应加入抗生素（青霉素和链霉素）进行处理，接种 Vero-E6 细胞进行分离培养，以鉴定活病毒的存在。

（3）抗原检测：电镜直接观察病毒颗粒或 ELISA 法检测抗原。

（4）抗体检测：用 ELISA 和间接免疫荧光法检测患者急性期和恢复期双份血清中的特异性 IgM、IgG 抗体。若抗体增高 4 倍以上有诊断意义。

（5）核酸检测：用 RT-PCR 或 ER-PCR 法，从患者血液、粪便、呼吸道分泌物或体液等标本中检测 SARS 病毒核酸。

（二）麻疹病毒

麻疹病毒是引起急性呼吸道传染病麻疹的病原体。临床以发热、口腔黏膜斑及全身斑丘疹为主要特征。WHO 已将其列为计划消灭的传染病之一。

1. 生物学特性

麻疹病毒呈球形或丝状，直径 120~250nm。核酸为完整分节段的单股负链 RNA，不易发生基因重组和变异，只有一个血清型。核衣壳呈螺旋对称结构，外有包膜，表面有血凝素（HA）和血溶素（HL）两种刺突，HA 能凝集猴等动物的红细胞，并能与宿主细胞受体吸附，HL 具有溶解红细胞及使细胞发生融合形成多核巨细胞的作用，在胞浆及胞核内均可出现嗜酸性包涵体。

麻疹病毒能在许多原代或传代细胞中增殖。麻疹病毒对理化因素的抵抗力较弱，加热至 56℃ 30 分钟或用一般消毒剂均易将病毒灭活，对日光、紫外线及脂溶剂敏感。

2. 临床意义

急性期患者为传染源，主要通过飞沫经呼吸道传播，也可通过患者鼻腔分泌物、污染的玩具、日常用具等间接传播。麻疹病毒的传染性极强，易感者接触病毒后几乎全部发病，潜伏期至出疹期均有传染性，尤以出疹前、后 4~5 天传染性最强。冬春季发病率最高，潜伏期约为 1~2 周，病毒先在呼吸道上皮细胞内增殖，然后进入血流，形成第一次病毒血症，并随血流侵入全身淋巴组织和单核吞噬细胞系统，在其细胞内大量增殖后再次入血形成第二次病毒血症，患者出现发热、咳嗽、流涕、畏光、眼结膜充血等上呼吸道症状，此时多数患儿口颊黏膜出现中心灰白色外绕红晕的黏膜斑（Koplik），有助于早期诊断，随后 1~3 天患者皮肤相继出现红色斑丘疹。

麻疹一般可自愈，但年幼体弱者易并发细菌感染，引起支气管炎、中耳炎，尤其肺炎等，是麻疹患儿死亡的主要原因。极个别患者，儿童期患麻疹痊愈后 2~17 年，可出现慢性进行性中枢神经系统疾患，称亚急性硬化性全脑炎（SSPE），该病是一种麻疹病毒急性感染后的迟发并发症，患者大脑功能发生渐进性衰退，表现为反应迟钝、神经精神异常、运动障碍，最后导致昏迷死亡。

麻疹病后可获牢固免疫力，包括体液免疫和细胞免疫。6 个月以内的婴儿因从母体获得 IgG 抗体，故不易感染，但随着年龄增长，抗体逐渐消失，自身免疫尚未健全，易感性随之增加。预防麻疹的有效措施是及时隔离患者，对儿童进行人工主动免疫，提高机体免疫力。

3. 微生物学检验

（1）标本采集：取患者发病早期的鼻咽拭子或鼻咽洗液、痰、血液和尿等标本。

（2）病毒分离：患者标本经常规处理后接种原代人胚肾细胞、猴肾或羊膜细胞中培养，观察到多核巨细胞、细胞质和核内出现嗜酸性包涵体即可做出初步诊断。

（3）抗原检测：用直接或间接免疫荧光法、ELISA 法检测病毒抗原。

（4）抗体检测：取患者急性期和恢复期双份血清测特异性抗体，若恢复期血清抗体效价比急性期增高 4 倍以上即有诊断意义。常用 HI 试验，间接免疫荧光法和 ELISA 法。

（5）核酸检测：采用原位核酸杂交法或 RT-PCR 法检测细胞内有无病毒核酸存在。

（三）腮腺炎病毒

腮腺炎病毒是流行性腮腺炎的病原体。

1. 生物学特性

病毒呈球形，核酸为单股负链 RNA，核衣壳呈螺旋对称，有包膜，包膜上含有HA-NA 刺突和融合因子刺突。病毒易在鸡胚羊膜腔内增殖，在猴肾等细胞中培养能使细胞融合形成多核巨细胞。腮腺炎病毒只有一个血清型。病毒抵抗力较弱，在 56℃下 30 分钟可被灭活，对脂溶剂及紫外线敏感。

2. 临床意义

人是腮腺炎病毒的唯一宿主。传染源为患者和病毒携带者，病毒主要通过飞沫经呼吸道传播，也可通过接触患者的唾液或污染的物品而传播。易感者为 5~14 岁儿童，冬春季易发。潜伏期一般 2~3 周，病毒在呼吸道上皮细胞和面部淋巴结内增殖，随后侵入血流引起病毒血症，病毒经血流侵入腮腺及其他器官如睾丸、卵巢、胰腺、肾脏等增殖，引起一侧或两侧腮腺肿大，患者有发热、腮腺疼痛和乏力等症状，若无并发感染，大多可自愈，病程一般为 1~2 周。青春期感染者，男性易并发睾丸炎，女性易并发卵巢炎，也可引起无菌性脑膜炎及获得性耳聋等，腮腺炎是导致男性不育症和儿童期获得性耳聋最常见的原因之一，病后可获得牢固免疫力。疫苗接种是最有效的预防措施，丙种球蛋白有防止发病或减轻症状的作用。

3. 微生物学检验

（1）标本采集：取患者发病早期的唾液、尿液、脑脊液和血液等标本。

（2）病毒分离：用原代恒河猴细胞或人胚肾细胞分离培养。

（3）抗原检测：用免疫荧光法检测发病早期患者的唾液、脑脊液和尿液中的抗原成分做早期诊断。

（4）抗体检测：采用 ELISA 法、血凝抑制试验检测双份血清中 IgM、IgG 抗体，IgG 抗体在升高 4 倍或 4 倍以上有诊断意义。

（5）核酸检测：可采用 RT-PCR 或核苷酸测序检测病毒核酸。

第二节 人类肠道病毒

人类肠道病毒属于小 RNA 病毒科（Picornaviridae）肠道病毒属（Enterovirus），有 70 多个血清型，主要包括：①脊髓灰质炎病毒Ⅰ、Ⅱ、Ⅲ型。②柯萨奇病毒 A、B 组，A 组包括 A1～A22、A24 型（原 A23 型已归入埃可病毒 9 型），B 组包括 B1～B6 型。③人类肠道致细胞病变孤儿病毒（ECHOV），简称埃可病毒，包括 1～9，11～27，29～33 型（10 型归到呼肠病毒、28 型归到鼻病毒 1A、34 型归到柯萨奇病毒 A24）。④新型肠道病毒，是 1969 年后陆续分离到的，有 4 个血清型，即 68～71 型。

肠道病毒属的共同特征有：①病毒体呈球形，直径 17～30nm，无包膜，衣壳为 20 面体对称。②核心为单股正链 RNA，有感染性。③在宿主细胞质内增殖，以溶原方式释放，引起细胞病变。④耐乙醚，耐酸，pH 值 3～5 条件下稳定，不易被胃酸和胆汁灭活，对热和化学消毒剂抵抗力不强，在 56℃下 30 分钟可被灭活，对各种强氧化剂、紫外线、干燥敏感。⑤经粪-口途径传播，以儿童感染为主，临床表现多样化。

一、脊髓灰质炎病毒

脊髓灰质炎病毒是脊髓灰质炎的病原体，主要损害脊髓前角运动神经细胞，引起机体的迟缓性麻痹，主要在儿童期致病。脊髓灰质炎又叫小儿麻痹症，曾导致成千上万儿童瘫痪，是世界卫生组织（WHO）推行计划免疫进行重点防控的传染病之一。1988 年，WHO 提出要在 2000 年全球消灭脊髓灰质炎病毒野毒株引起的麻痹型病例，这是继天花后被要求消灭的第二个传染病。2001 年 10 月，WHO 在日本京都召开会议，做出了脊髓灰质炎已在包括中国在内的西太平洋地区被消灭的结论。

（一）分类

脊髓灰质炎病毒可根据衣壳蛋白 VP1 抗原性不同，分为Ⅰ、Ⅱ、Ⅲ型。其物理性状相同，RNA 碱基组成相似，各型间的核苷酸有 36%~52%的同源性。

（二）临床意义

传染源为患者或隐性感染者，后者不仅人数众多，且不易被发现和控制，因而对本病的扩散和流行起着重要作用。脊髓灰质炎病毒主要通过污染的饮食、生活用品等经消化道传播，也有报道经空气飞沫传播。未感染或接种人群普遍易感，出生 4 个月以下的婴儿可能保留母体携带的抗体而具有保护性。

根据病程及病情，脊髓灰质炎临床疾病过程（图 5-1）可分为：隐性感染、顿挫型脊髓灰质炎、无麻痹性脊髓灰质炎、麻痹性脊髓灰质炎、恢复期或后遗症期。

1. 隐性感染

脊髓灰质炎病毒自口、咽或肠道黏膜侵入机体后，一天内即可到达扁桃体、咽壁淋巴组织、肠壁集合淋巴组织等局部淋巴组织中生长繁殖，并向局部排出病毒。潜伏期为 2~10 天，起病缓急不一，大多有低热或中等热度，乏力不适，伴有咽痛、咳嗽等上呼吸道症状，或有恶心、呕吐、便秘、腹泻、腹痛等消化道症状，神经系统尚无明显异常。上述症状持续数小时至 4 天，若此时人体免疫力较强，可将病毒控制在局部，形成隐性感染。

2. 顿挫型脊髓灰质炎

约 5%的感染者体内病毒进一步侵入血流（第一次病毒血症），两天后到达各处非神经组织，如呼吸道、肠道、皮肤黏膜、心、肾、肝、胰、肾上腺及全身淋巴组织中繁殖。如果此时血循环中的特异性抗体足够中和病毒，则疾病发展至此为止，形成顿挫型脊髓灰质炎，患者仅有上呼吸道及肠道症状，而不出现神经系统病变，患者多于发病 1~4 日体温迅速下降而痊愈。

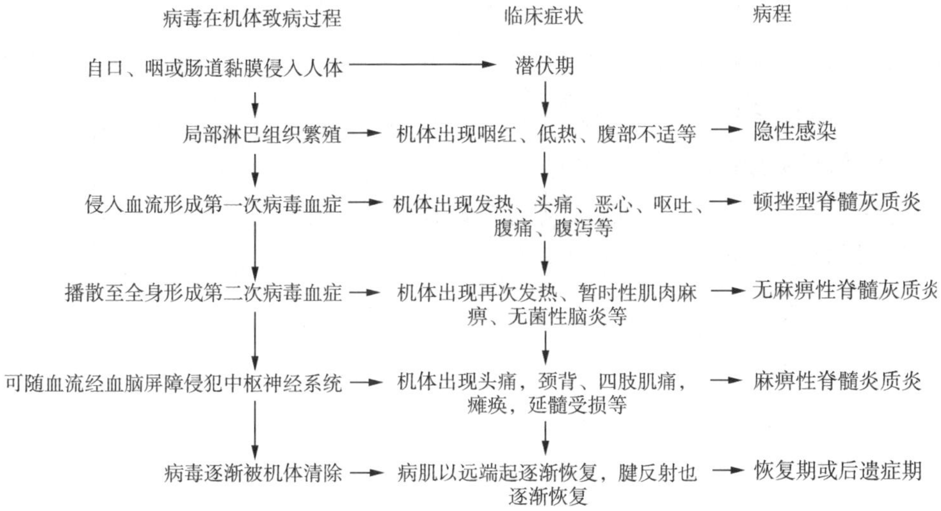

图 5-1 脊髓灰质炎临床疾病过程

3. 无麻痹性脊髓灰质炎

当体内病毒量大、毒力强，机体免疫力低下时，病毒随血流播散至全身淋巴组织和易感的非神经组织处并繁殖，然后再次大量进入血液循环（第二次病毒血症），体温再次上升（称双峰热），此时病毒可经血脑屏障侵入脊髓前角运动神经细胞，引起无菌性脑膜炎。一部分患者进入瘫痪前期，出现神经系统症状如头痛，颈、背及四肢肌肉痛，感觉过敏。可因颈、背肌痛而出现颈部阻力及阳性克氏征、布鲁津斯基征，肌腱反向及浅反射后期减弱至消失，但无瘫痪。轻症患者 3~4 天体温下降，症状消失而病愈。

4. 麻痹性脊髓灰质炎

1%~2%的患者在发病 2~7 天后体温开始下降，发展为麻痹性脊髓灰质炎，出现肢体瘫痪。瘫痪可突然发生或在短暂肌力减弱之后发生，腱反射常出现减弱或消失。在 5~10 天内可相继出现不同部位的瘫痪，并逐渐加重。临床上分为：①脊髓型麻痹：较多见，呈弛缓性瘫痪，可累及任何肌肉或肌群，病变大多在颈、腰部脊髓，故常出现四肢瘫痪，尤以下肢多见。病变出现在颈、胸部脊髓时，可影响呼吸。偶见尿潴留或失禁、便秘，常与下肢瘫痪并存，多见于成人。②延髓型麻痹：病情多严重，常与脊髓麻痹同时存在，可出现脑神经麻痹、呼吸中枢损害、血管舒缩中枢损害等，导致呼吸障碍及昏迷。③脑型：极少见，表现为烦躁不安、失眠或嗜睡，可出现惊厥、昏迷及痉挛性瘫痪，严重缺氧时也可有神志改变。

5. 恢复期或后遗症期

急性期过后 1~2 周病肌以远端起逐渐恢复，腱反射也逐渐正常。轻症患儿 1~3 个月恢复功能，重症者常需 6~18 个月或更久才能恢复。1~2 年后仍不恢复留有后遗症，长期瘫痪的肢体可发生肌肉痉挛、萎缩和变形，下肢受累者出现跛行，甚至不能站立。

我国从 1960 年开始自制脊髓灰质炎减毒活疫苗，一种是三型单价糖丸，另一种是混合多价糖丸，为Ⅰ、Ⅱ、Ⅲ型混合物。目前普遍采用后一类型疫苗，此型疫苗可在-20℃环境下保存 2 年，4~8℃环境下保存 5 个月。一般首次免疫应在婴儿第 2 个月龄时开始，连服 3 次，间隔 4~6 周，4 岁和 7 岁时再各加强免疫一次。95%以上的接种者可产生长期免疫，并可在肠道内产生特异性抗体 sIgA。

（三）生物学特性

脊髓灰质炎病毒在电镜下呈球形颗粒，相对较小，直径 20~30nm，呈 20 面体立体对称。病毒颗粒中心为单股正链 RNA，外围由 32 个衣壳微粒形成外层衣壳，无包膜。壳微粒含 4 种结构蛋白 VP1、VP3 和由 VPO 裂解而成的 VP2 和 VP4。VP1 位于衣壳表面，可诱导中和抗体的产生，具有型特异性，据此将病毒分为Ⅰ、Ⅱ、Ⅲ型。VP1 对人体细胞膜上受体有特殊亲和力，与病毒的致病性和毒性有关。VP2 与 VP3 半暴露，具抗原性。VP4 为内在蛋白，与 RNA 密切结合，当 VP1 与敏感细胞上受体结合后，VP4 暴露，衣壳松动，病毒基因以脱壳方式侵入细胞。

脊髓灰质炎病毒培养以人胚肾、人胚肺、人羊膜及猴肾等原代细胞最为敏感，在 Hela、Vero 等细胞中也易培养，最适培养温度为 37℃，培养后可引起细胞圆缩、脱落等细胞病变。

脊髓灰质炎病毒无包膜，故可抵抗乙醚、乙醇和胆盐。在 pH 值 3.0~10.0

的环境中病毒可保持稳定，对胃液、肠液具有抵抗力，利于病毒在肠道生长繁殖。病毒生存能力很强，在污水及粪便中可存活 4~6 个月，−70~−20℃环境下可存活数年，但对高温及干燥敏感，煮沸立即死亡，加温至 56℃30 分钟可被灭活，紫外线可将其杀死。各种氧化剂、体积分数 2%碘酊、甲醛、升汞及 1 ∶ 1 000 高锰酸钾均可很快使病毒灭活，丙酮、苯酚的灭活作用较缓慢。体积分数 70%酒精、5%来苏水无消毒作用，抗生素及化学药物也无效。

（四）微生物学检验

1. 肠道病毒检验程序

见图 5-2。

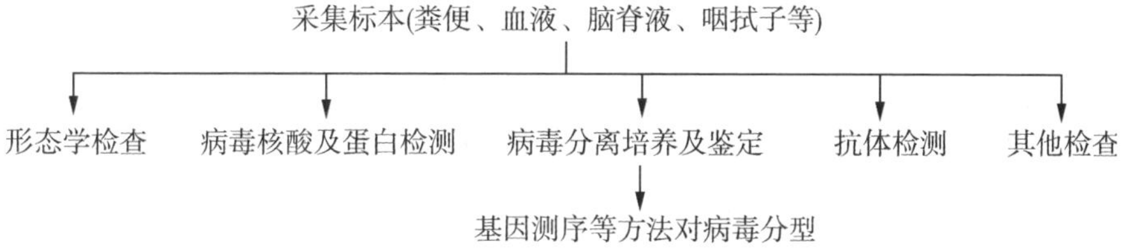

图 5-2　肠道轮状病毒检验程序

2. 标本采集

发病两周以内，间隔 24~48 小时，收集两份足量粪便标本（每份应在 8 克左右），密封后在冷藏条件下由专人运送至合格实验室尽快分离病毒，短期保存要在冷冻或冷藏条件下（2~8℃），长期保存要在−80℃环境下。发病早期 1 周内可采集咽部标本，整个病程中均可采集粪便标本用于病毒的分离。

3. 标本直接检查

（1）显微镜检查：通过电子显微镜观察标本中的病毒颗粒，或用病毒特异性抗体对病毒进行免疫电镜检查。

（2）核酸检测：标本可采用病毒 cDNA 做核酸杂交或设计特异性核酸序列引物做 RT-PCR，设阴性对照和阳性对照，扩增出特异性产物为阳性结果。也可通过实时荧光定量RT-PCR 对标本中病毒特异性核酸进行半定量。

（3）抗原检测：可采用免疫荧光、ELISA 等方法直接检测标本中的病毒抗原。

4. 分离培养和鉴定

粪便标本需要预处理，在生物安全柜中取大约2g粪便标本加至标记好的含1g玻璃珠、1mL氯仿、10mL PBS的离心管中；拧紧离心管，剧烈震荡20分钟；4℃环境下4 000r/min离心20分钟；在生物安全柜中收集上清液并加至有外螺旋盖的冻存管中（如果上清液不清澈，应再用氯仿处理一次）；4℃环境下4 000r/min离心30分钟。取上清液接种人或猴肾原代细胞或Hela、Vero等细胞分离病毒。病毒在细胞内增殖迅速，24~48小时可出现典型细胞病变，细胞圆缩、堆积、坏死、脱落，3天后细胞全部发生病变。对分离出的病毒可通过免疫学检测或基因测序等技术进行鉴定和分型。

5. 抗体检测

单份血清IgG抗体阳性不能鉴别曾经或近期感染，需要动态观察。采集双份血清，第1份在发病后尽早采集，第2份相隔2~3周之后。脑脊液或血清抗脊髓灰质炎病毒IgM抗体阳性或双份血清IgG抗体效价有4倍升高者，有诊断意义。中和抗体诊断价值较高，可以对病毒分型，在发病时出现，病程2~3周后达高峰，终身保持。

二、柯萨奇病毒与埃可病毒

柯萨奇病毒（CV）是1948年Dalldorf和Sickles从美国纽约州柯萨奇镇两名临床症状疑似麻痹型脊髓灰质炎患儿粪便中分离出来的，因而得名。埃可病毒（ECHO virus）最早是1951年在脊髓灰质炎病毒流行期间，从健康儿童粪便中分离出来的。当时不清楚这类病毒与人类疾病的关系，故命名为人类肠道致细胞病变孤儿病毒，简称埃可病毒。

（一）分类

迄今为止，柯萨奇病毒有29个血清型，根据病毒对乳鼠的致病特点及对细胞敏感性不同，分为A（CVA）和B（CVB）两组，A组包括A1~A22、A24型（原A23型已归入埃可病毒9型），B组包括B1~B6型。埃可病毒有31个血清型，包括1~9、11~27、29~33型（10型归到呼肠病毒、28型归到鼻病毒1A、34型归到柯萨奇病毒A24）。病毒各型间致病力和致病类型均不同。

（二）临床意义

传染源是患者或无症状病毒携带者，主要通过粪-口途径传播，也可通过呼吸道或眼部黏膜感染。

柯萨奇病毒和埃可病毒均可经消化道感染人体，在咽部和肠道淋巴组织中增殖，潜伏期为1~2周，经过两次病毒血症后侵入靶器官（脊髓、脑、脑膜、心肌和皮肤等），产生浸润性感染，靶器官出现继发性炎症。两种病毒均以隐性感染为主，隐性感染与显性感染的比例约为100∶1，出现症状者也大多为轻型或顿挫感染，严重感染者少见，可引起以下疾病。

1. 脑膜炎和轻度麻痹

脑膜炎的早期症状为发热、头痛、恶心、腹痛及全身不适。1~2天后可出现背项僵硬、脑膜刺激征，也可出现呕吐、肌无力等。几乎所有的柯萨奇病毒和大部分埃可病毒都可引起脑膜炎与麻痹性中枢神经系统疾病。

2. 疱疹性咽峡炎

常发生在幼儿，主要由柯萨奇病毒A组A1、A6、A8、A10和A22型引起，表现为突然发热和喉痛，咽部充血、出现小红色囊疱疹，伴有吞咽困难、呕吐和腹痛等症状。

3. 手足口病

柯萨奇病毒A16为手足口病常见病原体，可造成暴发流行。特点是出红疹，最早出现在口腔黏膜，最后出现在手和脚。EV71也是该病的常见病原体，柯萨奇病毒A4、A5、A9、A10和B5也可以引起该病。

4. 流行性胸痛

常由CVB引起，个别与CVA有关。症状为突发性发热和两侧胸部阵发性胸痛，常伴有腹痛和全身不适，症状可持续2~3周。

5. 心肌炎和心包炎

柯萨奇病毒与心肌疾病的关系密切，CVB是原发性心肌疾病的主要病原体，成人和儿童均可受感染，可引起急、慢性心肌疾病。

6. 结膜炎

一般由柯萨奇病毒引起，也可由埃可病毒引起。CVA24曾在历史上引起儿次大流行，感染者患充血性结膜炎，少数患亚急性结膜炎，恢复常需1~2周。

7. 新生儿疾病

新生儿中柯萨奇病毒所致的感染比较常见，一部分是通过胎盘感染，另一部分是医院内感染，感染患儿出现嗜睡、喂养困难、发热、呕吐等症状。严重者出现心肌炎、心包炎、呼吸窘迫、胸膜炎、脑膜炎等，临床过程可以很快发展，甚至会导致死亡。

8. 胰腺疾病

还有一些关于柯萨奇病毒感染造成胰腺炎的病例，特别是在新生儿中由CVB引发的胰腺炎。

（三）生物学特性

柯萨奇病毒和埃可病毒在电镜下呈球形颗粒，较小，直径17~30nm，呈20面体立体对称。病毒颗粒中心为单股正链RNA，无包膜，核衣壳含4种结构蛋白VP1、VP2、VP3和VP40柯萨奇与埃可病毒的抗原性复杂，型别多，型内有抗原变异，故给病毒的血清学诊断和鉴定带来困难。

柯萨奇病毒和埃可病毒除少数几个型别必须在乳鼠、猴肾细胞中增殖外，其余都能在人二倍体细胞中培养，最适培养温度为37℃，培养后可引起细胞圆缩、脱落等细胞病变。

两种病毒无包膜，故可抵抗乙醚、乙醇和氯仿等有机消毒剂，在pH值3.0~10.0的环境中病毒可保持稳定，-4℃环境下可存活数周，-70~-20℃环境下可存活数年，但对高温及干燥敏感，煮沸立即死亡，加温至56℃30分钟、紫外线照射均可将其灭活。0.1mol/L的盐酸、游离氯、3%~5%甲醛均可很快使病毒灭活。

（四）微生物学检验

1. 柯萨奇病毒和埃可病毒检验程序

见图5-2。

2. 标本采集

发病早期采集粪便、直肠拭子、咽拭子和血液标本等，密封后在冷藏条件下由专人运送至合格实验室尽快分离病毒，冷冻或冷藏条件下（2~8℃）可短期保存。送检的粪便标本在接种前要做预处理。

3. 标本直接检查

通过电子显微镜或免疫电镜观察；用核酸杂交或 RT-PCR、基因芯片、荧光免疫等技术来检测标本中病毒特异性的核酸序列和蛋白。

4. 分离培养和鉴定

脑膜炎患者可以从脑脊液中分离出病毒，发病早期咽拭子也可以分离出病毒。患儿发病早期可从血液中分离病毒，之后可从肛拭子和粪便中分离。根据不同临床症状，可以从患者尿液、疱疹液、结膜液或鼻咽分泌液中分离到病毒，尤其是 CVA24、CVA21 等。用 Hela 等细胞 37℃ 培养病毒 24～48 小时可出现典型细胞病变，细胞圆缩、堆积、坏死、脱落，3 天后细胞全部发生病变，离心去除细胞碎片，病毒留在上清液中。对分离出的病毒可通过免疫学方法、基因测序等技术来进行鉴定和分型。

5. 抗体检测

用免疫学方法检测患者血清中特异性抗体，作为辅助诊断。

三、新型肠道病毒

国际病毒分类委员会在 1976 年决定，对一些与柯萨奇病毒和埃可病毒在性质上重叠的新病毒，将不再划分到脊髓灰质炎病毒、柯萨奇病毒和埃可病毒，而是统一按发现的序号命名。当时已分类的有 67 型，故新命名的肠道病毒从 68 开始，为肠道病毒 68 型（EV68）、EV69、EV70 及 EV71。EV68 主要引起儿童毛细支气管炎和肺炎，EV70 主要引起急性出血性结膜炎，EV71 主要引起手足口病等，后两型在临床上较为常见，尤其是 EV71 近年来引起世界各国以及我国大陆和周边地区的暴发流行。

（一）肠道病毒 70 型

肠道病毒 70 型引起的急性出血性结膜炎在世界很多地区发生过大流行，病毒可经手、毛巾、眼科器械和昆虫媒介等传播，潜伏期一般为 1 天，少数可延至 6 天。起病急，迅速出现眼睑水肿、结膜充血、眼痛、畏光及流泪等症状。2～3 天后出现结膜下出血的典型表现，出血程度从小的出血点到片状出血。儿童病程较短，一般为 2~3 天，成人病程为8~10天，可痊愈。个别病例累及神经系统出现急性腰脊髓脊神经根病，该病多见于成年男性，在眼病几周后发生，临床症状类似脊髓灰质炎，可留后遗症，另还可伴发面神经瘫痪。

EV70 不同于其他肠道病毒，无嗜肠性，而是存在于眼结膜，最适生长温度为 33℃。发病早期（1~3 天），患者眼分泌物中病毒分离率高达 90%以上，可用人源细胞系分离培养，用 RT-PCR 或免疫学方法检测病毒特异性核酸和蛋白，也可用 ELISA 检测患者血清中特异性抗体。

（二）肠道病毒 71 型

1974 年 Schmidt 等学者首次从患神经系统疾病的患者中分离到 EV71 病毒，随后，世界上许多国家相继报道了 EV71 在不同地区的流行情况。近年来，EV71 的感染在世界各地及我国呈上升趋势。EV71 是手足口病的主要病原体之一，另柯萨奇病毒 A 组的 CVA16 型引起的手足口病也较为常见，其他型柯萨奇病毒及埃可病毒等也可致手足口病。低龄患儿和免疫功能低下的成人可出现脑膜炎、脑脊髓炎、神经源性肺水肿、心肌损害、循环障碍等重症，病情凶险，可致死亡或留有后遗症。目前尚无预防性疫苗和特异的抗病毒药物进行预防和针对性治疗。

EV71 的流行多见于春、夏、秋季，多发生于 6 岁以下儿童，偶尔也见成人感染病例。EV71 主要通过粪-口途径或密切接触传播，污染的水源、昆虫均可成为传播媒介。

EV71 病毒颗粒大致呈球形，无包膜，直径 24~30nm。病毒核心为单股正链 RNA，由 VP1、VP2、VP3、VP4 四种多肽构成的原聚体拼装成具有五聚体样结构的亚单位（壳微粒），60 个亚单位相互连接形成病毒的衣壳。同其他肠道病毒一样，EV71 对有机溶剂有抵抗性，但不耐高温和紫外线。

可根据 EV71 的流行季节和临床表现等对患者进行初步诊断。应在发病早期采集粪便、咽拭子、疱疹液等标本，出现神经系统症状时采集脑脊液标本。血清学诊断需要在急性期和恢复期采集双份血清标本。临床标本在运输和贮存过程中要避免反复冻融，如果不能确保-20℃的条件，应该在 0~8℃条件下运输和保存。常用 RD 细胞等人源细胞系来分离培养 EV71。当从患者标本中分离出病毒；或肠道病毒型特异性中和抗体滴度大于等于 1 ∶ 256；或来自患者血清、疱疹液或脑脊液等标本中检测到病原体核酸；或恢复期血清中肠道病毒型特异性中和抗体较急性期有 4 倍或 4 倍以上增高；即认定为实验室确诊病例。

第三节 轮状病毒

轮状病毒（rotavirus，RV）是 1973 年澳大利亚学者 Bishop 等在研究儿童肠胃炎时在十二指肠黏膜上皮细胞中首次发现的，因为这些病毒颗粒形似车轮，而将其命名为轮状病毒（rota 来源于拉丁文，意为车轮）。RV 属于呼肠病毒科，是全世界范围内引起人类、哺乳动物和鸟类腹泻的重要病原体。全球每年患轮状病毒肠炎的儿童超过 1.4 亿人，其中有数十万名患儿死亡。我国秋冬季节常出现婴幼儿腹泻的发病高峰，这些病例中有 40%～60%是由轮状病毒引起的。

一、分类

轮状病毒属于呼肠病毒科（Reoviridae）、轮状病毒属（Rotavirus），根据病毒基因结构和抗原性（结构蛋白 VP6）将轮状病毒（V）分为 7 个组（A～G），A、B、C 三组轮状病毒既感染人类也感染动物，而 D、E、F、G 组迄今为止只在动物中发现。A 组 RV 在人类的感染最为常见，主要引起婴幼儿腹泻，根据病毒表面结构蛋白 VP6 又可将其分为 4 个亚组（Ⅰ、Ⅱ、Ⅰ+Ⅱ、非Ⅰ非Ⅱ），根据结构蛋白 VP7 和 VP4 又可将其分为 14 个 G 血清型和 19 个 P 血清型。1983 年，我国病毒学家洪涛等发现了可以引起成人腹泻的轮状病毒，分类为 B 组，故也称为成人腹泻轮状病毒（ADR）。

二、临床意义

传染源为患者或隐性感染者，在腹泻发生前及腹泻症状消失后均可检测到轮状病毒的排出，极易传播和造成密切接触的婴幼儿感染。轮状病毒主要经粪-口途径传播，通过污染的饮食、生活用品等经消化道传播，也有报道经空气飞沫传播。未感染或未接种人群普遍易感，出生 4 个月以下婴儿可能保留母体携带的抗体而具有保护性。

病毒侵入人体后，在小肠黏膜绒毛细胞内增殖，病毒结构蛋白 VP4 为主要致病因子，造成微绒毛萎缩、变短和脱落，引起肠腔内渗透压升高，导致电解质平衡失调，大量水分进入肠腔，同时病毒感染可使腺窝细胞增生，引起水和电解质分泌增加，重吸收减少，导致患者出现水样腹泻、呕吐、腹痛和脱水，并伴有发热等临床症状。机体感染轮状病毒后可产生 IgM、IgG、sIgA 抗体，但起主要保护作用的抗体是肠道 sIgA。由于抗体只对同型病毒具有中和作用，对异型病毒只有部分交叉保护作用，故病愈后还可发生重复感染。新生儿可通过胎盘从母体获得特异性 IgG，从初乳中获得 sIgA，故新生儿常不感染或仅为亚临床感染。控制传染源，切断传播途径是预防轮状病毒的主要措施。目前口服轮状病毒活疫苗可以有效预防婴幼儿轮状病毒腹泻，但对轮状病毒引起的病毒性腹泻尚无特效的治疗药物。轮状病毒感染的临床表现如下。

1. A 组感染

A 组轮状病毒的感染见于世界各地，温带地区以秋冬季为主，大龄儿童和成人常呈无症状感染，4 月龄至两岁婴幼儿常呈急性胃肠炎感染。潜伏期为 24~48 小时，表现为突然发病、排水样便或蛋花汤便或白色牛奶样便（无黏液、脓血和恶臭）、呕吐、发热和脱水，脱水程度较重。疾病的严重程度、病程长短、症状往往有个体差异。轻者可为亚临床感染、轻度腹泻，重者出现脱水、水电解质紊乱甚至死亡。免疫缺陷的儿童，可见长期排毒的慢性腹泻，一些可出现轮状病毒抗原血症及一过性肝炎。慢性感染儿童中，轮状病毒的基因组会发生显著改变，表现为 RNA 电泳时出现异常条带。

2. B 组感染

B 组轮状病毒在我国不同地区引起成人腹泻的暴发流行，症状类似霍乱，无明显的季节性，以青少年、成人为主，多为自限性感染。潜伏期 1~3 天，起病急，排黄色水样便，无黏液和脓血，平均每日腹泻 5~10 次，重者可超过 20 次，伴有腹痛、腹胀、恶心、呕吐、脱水及乏力等症状，病程 3~6 天。

3. C 组感染

对人的致病性与 A 组相似，但发病率极低。

三、生物学特性

病毒颗粒呈球形，直径 60~80nm，20 面体立体对称，无包膜，有双层衣壳。病毒核酸为双链 RNA，由 11 个基因片段组成，每个片段均含一个开放读码框（ORF），分别编码 6 个结构蛋白（VP1、VP2、VP3、VP4、VP6、VP7）和 5 个非结构蛋白（NSP1~NSP5）。VP4 蛋白可被蛋白水解酶和胰酶特异性地裂解为 VP5 和 VP8。VP1~VP3 位于核心，分别为病毒聚合酶、转录酶成分和鸟苷酸转移酶。VP4 是决定病毒毒力的蛋白，是病毒外壳的一个小的组成部分，具有血凝素活性，能诱导中和抗体产生，病毒感染细胞时能与细胞表面特异性受体结合。VP6 位于内衣壳，带有组和亚组特异性抗原。非结构蛋白为病毒酶活性调节蛋白，在病毒复制中起主要作用。

轮状病毒的自然嗜性为小肠黏膜表面高度分化的细胞，但此类细胞的培养很难。常用原代猴肾细胞、传代猴肾细胞培养，在 37℃时病毒繁殖高峰出现在感染后 10~12 小时。

轮状病毒对理化因素及外界环境的抵抗力较强，在污水和粪便中可存活数日至数周。病毒经乙醚、氯仿、反复冻融、超声等处理，仍具有感染性。该病毒耐酸、碱，在 pH 值 3.5~10.0 之间均具有感染性。95%的乙醇是最有效的病毒灭活剂，56℃条件下 30 分钟也可将病毒灭活。

四、微生物学检验

（一）检验程序

轮状病毒检验程序见图 5-2。

（二）标本采集

采集发病早期的腹泻粪便，密封后在冷藏条件下由专人运送至合格实验室并尽快分离病毒，冷冻或冷藏条件下可短期保存。患者每克粪便中排出的病毒可达 10^{10} 个，将粪便加 PBS 或 Hanks 液制成 10%悬液，4℃4 000r/min 离心 10 分钟，取上清液检测或冻存。

（三）标本直接检查

1. 显微镜检查

轮状病毒最初是用电镜技术发现的，因其独特的形态易于辨认，可将粪便悬液低温超速离心，取沉渣经醋酸钠染色后用电子显微镜观察标本中的病毒颗粒。电子显微镜下可观察到病毒的内衣壳由 22~24 个呈辐射状结构的亚单位附着在病毒核心上，并向外延伸与外衣壳汇合形成车轮状。电镜下可看到 4 种轮状病毒颗粒形态：双壳含核心颗粒、双壳空颗粒、单壳含核心颗粒和单壳空颗粒，其中仅双核含核心颗粒具感染性。也可通过免疫电镜技术进行鉴定和分型。

2. 核酸检测

标本可采用病毒 cDNA 做核酸杂交或用特异性的引物做 RT-PCR 和巢式 PCR，可确定 RV 的血清型，并可检测到不同型 R 的混合感染。也可通过实时荧光定量RT-PCR 对标本中病毒核酸进行半定量。

对病毒 RNA 进行聚丙烯酰胺凝胶电泳（PAGE）分析。抽提病毒 RNA 后，经 PAGE 电泳后将凝胶用硝酸银染色，对电泳条带进行分析。基因片段的分子量不同，在电泳后出现 11 个条带，分子量越小的泳动距离越远，将条带从大到小排序为基因 1 至基因 11。病毒株的基因不同，电泳后条带出现的位置就不同，可据此来对病毒株分类。

3. 抗原检测

常用 ELISA 双抗体夹心法检测标本中轮状病毒的抗原，可通过检测 VP6 来确定是否为 RV 感染，也可通过检测组特异性抗原和亚组、血清型特异性抗原来将病毒分组，并确定亚组和血清型。实验中要严格设立对照，减少假阳性。

（四）分离培养和鉴定

用胰蛋白酶处理后可增加病毒感染性。将离心后的粪便标本用胰酶（10μg/mL）预处理，降解病毒多肽 VP3，接种细胞。用恒河猴胚肾细胞（MA104）或非洲绿猴肾传代细胞（CV-1）分离病毒。初次最好用原代细胞进行几代适应培养，再用传代细胞大量增殖。可在培养基中加入低浓度的胰酶（0.5~1μg/mL）促进病毒增殖。对分离出的病毒可通过基因测序或免疫学方法来进行鉴定和分型。

第六章

临床真菌学检验

第一节 念珠菌属

念珠菌属（Candida）约有 154 个种，大多数菌种在 37℃不生长，无致病性。在临床标本中常见的有白色念珠菌（C. albicans）、热带念珠菌（C. tropicalis）、光滑念珠菌（C. glabrata）、近平滑念珠菌（C. parapsilosis）、葡萄牙念珠菌（C. lusitaniae）、克柔念珠菌（C. krusei）。白色念珠菌致病力最强也最为常见，但由非白色念珠菌引起的感染正逐年增加。

一、生物学特性

念珠菌属细胞呈圆形或卵圆形，直径 3~6μm，革兰染色阳性，着色不均。以出芽方式繁殖，绝大多数可形成假菌丝，较长、分枝或弯曲，少数菌种产生真菌丝或厚膜孢子，不产生囊孢子、关节孢子，不能利用肌醇作为碳源。芽生孢子单个或簇状，形态从圆形、卵圆形到长形。大多数菌种需氧，在血平板或沙堡弱平板上，生长迅速，3 天内即可成熟，菌落呈奶酪样白色至淡黄色，光滑或扁平干燥、皱褶、膜状，依菌种而异。

二、致病性

念珠菌是一种条件致病菌，病原体入侵机体后能否致病取决于其毒力、数量、入侵途径与机体的适应性以及机体对病原体的抵抗力等。

白色念珠菌致病力最强，对颊黏膜和阴道黏膜上皮细胞有较强的黏附能力，产生水溶性的内毒素，还能产生多种水解酶，如天冬酰胺蛋白酶、磷脂酶，损伤组织诱发病变。念珠菌酵母型一般不致病，但在体内转变成菌丝型有致病性，可以避免白细胞的吞噬作用。

宿主对病原菌的抵抗力，长期应用广谱抗菌药物、糖皮质激素、免疫抑制药，长期放置导管等医源性因素均易导致念珠菌的感染。

三、鉴定与鉴别

念珠菌属需与临床上其他酵母样真菌，如芽生裂殖菌属、隐球菌属、地丝菌属、马拉色菌属、红酵母属、酵母菌属、毛孢子菌属区别。在玉米吐温-80琼脂上的形态，荚膜产生，尿素酶活性，在含放线菌酮培养基上生长能力，沙堡弱肉汤中的生长模式，对糖类的发酵同化作用，可以将念珠菌从别的酵母中区别开来。丰富的假菌丝和单细胞芽生孢子都是念珠菌属的常见特征，假菌丝可与隐球菌属区别。毛孢子菌属和地丝菌属产生大量的关节孢子，区别于念珠菌属。

1. 白色念珠菌

（1）菌落特征：在沙堡弱培养基上25℃孵育生长良好，24小时可见菌落，菌落呈奶油样、光滑、柔软、有光泽，陈旧性培养物有皱褶，42℃及含放线菌酮培养基上均能生长。在显色培养基上呈蓝绿色菌落。

（2）显微镜特征：沙堡弱培养基上25℃条件下48小时，多数可见芽生孢子；玉米吐温-80琼脂平板上25℃条件下72小时可见丰富的假菌丝和真菌丝，假菌丝中隔部伴有成簇的葡萄状小分生孢子，菌丝顶端或侧支有厚壁孢子（在30℃以上，不产生厚壁孢子）。

（3）芽管试验：将待测菌接种于0.2~0.5mL的动物血清中（兔、人、小牛血清等），37℃（水浴箱）条件下孵育2~4小时，镜下观察，绝大部分白色念珠菌可产生典型芽管，其形态中形成芽管的孢子呈圆形，芽管较细为孢子直径的1/3~1/2，芽管连接点不收缩。孵育时间不得超过4小时，同时做对照试验。热带念珠菌孵育6小时后也能形成芽管，但芽体较宽。

都柏林念珠菌芽管试验阳性，也可产生厚膜孢子，以前常误认为白色念珠菌，但其 42℃培养几乎不长，显色培养基上呈深绿色，玉米吐温-80 琼脂平板上厚膜孢子丰富，成单、成对、链状、簇状排列。分子生物学方法显示两者核糖体 RNA 基因序列有差异。

（4）生化特性：能同化葡萄糖、麦芽糖、蔗糖（少数例外）、半乳糖、木糖、海藻糖，不能利用乳糖、蜜二糖、纤维二糖、半乳糖，不还原硝酸盐，尿素酶阴性。

2. 热带念珠菌

（1）菌落特征：沙堡弱培养基上菌落呈奶油样、灰白色、柔软、光滑，边缘或有皱折。显色培养基上菌落暗蓝、蓝灰色。在沙氏肉汤管表面呈膜样生长。

（2）显微镜特征：在玉米吐温-80 琼脂平板上可见大量假菌丝，上附芽生孢子，不产生厚膜孢子。极少的菌株可有泪滴状厚膜孢子。在血清中不产生典型的芽管，少数菌株圆形孢子出芽处明显狭窄，“芽管”较粗。

（3）生化特性：除能同化葡萄糖、麦芽糖、蔗糖、半乳糖、木糖、海藻糖外，尚可同化纤维二糖，不同化 L-阿拉伯糖和鼠李糖，不利用硝酸盐，尿素酶阴性。

3. 光滑念珠菌

（1）菌落特征：在沙堡弱培养基上生长较慢，2~3 天有小菌落出现，灰白色，表面光滑，有折光。42℃能生长，在含放线菌酮培养基上不能生长。在显色培养基上呈紫色菌落。沙氏肉汤表面无膜样生长。

（2）显微镜特征：在玉米吐温-80 琼脂平板上 25℃孵育 72 小时，不产生真、假菌丝，只见卵圆形芽生孢子，菌体较小（2.5~4.0）μm×（3.0~6.0）μm［白色念珠菌（3.5~6.0）μm×（4.0~8.0）μm］，排列成簇，居中者细胞比周围较大。不产生厚膜孢子，血清中不产生芽管。

（3）生化特性：能同化葡萄糖、麦芽糖、蔗糖和海藻糖，不发酵任何糖类，不利用硝酸盐，尿素酶阴性。

4. 近平滑念珠菌

（1）菌落特征：在沙堡弱培养基上菌落奶油样至淡黄色、柔软、光滑或有皱褶。显色培养基上呈白色、淡粉色菌落。沙氏肉汤表面无膜样生长。

（2）显微镜特征：在沙堡弱培养基上酵母细胞，卵圆形或长倒卵形。在玉米吐温-80 琼脂平板上有丰富的假菌丝，分枝链状，附着芽生孢子，不产厚膜孢子。血清中不产芽管。

（3）生化特性：生化反应与热带念珠菌相似，但本菌可同化 L-阿拉伯糖，不同化纤维二糖，热带念珠菌则相反。

5. 葡萄牙念珠菌

（1）菌落特征：在沙堡弱琼脂上菌落白色奶油样、光滑或皱褶、有光泽，边缘可出现假菌丝。42℃及含放线菌酮培养基上均能生长。沙氏肉汤表面无膜样生长。

（2）显微镜特征：在玉米吐温-80 琼脂平板上，大量假菌丝，但也有部分菌株可不出现假菌丝。不产厚膜孢子及芽管。

（3）生化特性：可同化葡萄糖、麦芽糖、蔗糖、半乳糖、纤维二糖、木糖、海藻糖，不利用硝酸盐，尿素酶阴性。与热带念珠菌的区别是能同化鼠李糖，而热带念珠菌不同化。

6. 克柔念珠菌

（1）菌落特征：在沙堡弱琼脂上菌落灰白色，光滑无光泽，边缘可以成叶状。42℃能生长，在含放线菌酮培养基上不能生长。显色培养基上呈粉红色菌落。沙氏肉汤中呈表面生长。

（2）显微镜特征：在玉米吐温-80 琼脂平板上有大量假菌丝，少量芽生孢子卵圆形，游离或沿假菌丝主轴平行排列。

（3）生化特性：同化葡萄糖，对许多常用糖、醇不能同化。不利用硝酸盐，部分菌株尿素酶阳性。本菌与解脂念珠菌生物学性状极为相似，可在 43~45℃条件下生长，不同化赤藓醇；解脂念珠菌则相反。

四、抗真菌药物敏感性

念珠菌属抗真菌药物敏感试验，通常参照美国临床实验室标准化研究所（CLSI）M27 方案进行，目前公布的氟康唑、5-氟胞嘧啶和伊曲康唑的药敏结果判定折点，氟康唑、5-氟胞嘧啶的药敏标准只适用于念珠菌和新型隐球菌，伊曲康唑药敏标准只适用于黏膜感染的念珠菌，对黏膜外的侵袭性念珠菌感染伊曲康唑目前尚无公认的折点判定标准，药敏试验结果建议只报告 MIC 值。

大多数念珠菌对两性霉素 B 敏感，季也蒙念珠菌和葡萄牙念珠菌以及毛孢子菌对两性霉素 B 天然耐药，但 CLSI 方案不足以检测出两性霉素 B 耐药株，因为所有实验菌株对两性霉素 B 的 MIC 范围太窄。对唑类抗真菌药物可出现耐药，克柔念珠菌对氟康唑天然耐药，光滑念珠菌对氟康唑也可出现耐药或剂量依赖性敏感。热带念珠菌对氟康唑也可出现高 MIC 值，白色念珠菌对氟康唑很少有耐药株，其耐药机制与泵出机制有关，细胞色素 P450 甾醇 14-去甲基化酶突变也可以导致唑类耐药。伊曲康唑对部分氟康唑耐药的念珠菌可以敏感，但两者存在交叉耐药，如光滑念珠菌。伏立康唑和卡泊芬净对绝大多数念珠菌敏感。5-氟胞嘧啶对念珠菌敏感但很容易产生耐药。

五、临床意义

念珠菌广泛存在于自然环境中，蔬菜、水果、植物的汁液，动物粪便，土壤，医院环境中皆可存在，但实验室污染较为少见。正常人的皮肤、口腔、肠道、阴道都能分离出本菌，以消化道带菌率最高，住院患者的上述标本中可有 10%~20%的分离率，因此，单纯培养阳性并不能确定感染。

念珠菌引起的感染称为念珠菌病，可侵犯皮肤、黏膜及内脏器官，引起皮肤/甲感染、鹅口疮、阴道炎，也可导致呼吸系统、泌尿系统感染，甚至可致败血症、心内膜炎、脑膜炎等严重的侵袭性感染，常危及生命。

对于皮肤念珠菌病、口腔念珠菌病和外生殖器念珠菌病根据临床表现，结合涂片镜检发现菌丝、假菌丝和孢子诊断不难，如标本直接涂片见大量菌丝，提示念珠菌为致病状态，对诊断有重大意义。

深部念珠菌病或侵袭性念珠菌感染的诊断比较困难，临床表现无特异性且易被基础疾病掩盖，病原学结果难于解释。侵袭性念珠菌感染的确诊通常需要通过侵入性的组织标本，而侵入性的操作常因患者病情的所限而难以实施。血液分离到念珠菌是诊断侵袭性念珠菌病的重要依据，但回顾性研究数据表明尸检确诊的病例中血培养阳性率小于 50%。念珠菌尿在住院患者尤其是留置导尿管或接受抗菌药物治疗的患者中比较多见，但其临床意义很难确定。不同于普通细菌可通过菌落计数或是否存在白细胞来确诊，对于低风险患者来讲，无症状的念珠菌尿通常没有临床意义，但能增加侵袭性念珠菌感染的风险。另外，念珠菌尿又可能是泌尿系统侵袭性念珠菌感染或剖腹术后腹膜炎的证据。痰液、气道吸取物，甚至肺泡灌洗液中分离的念珠菌也都不足以诊断念珠菌性肺炎。念珠菌性脑膜炎儿童患者较为多见，但在成人脑脊液中分离到念珠菌的情况较少见，须考虑是否标本污染。

为了提高侵袭性真菌感染（IFI）诊断的阳性率，近年来真菌抗原的检测受到极大的关注，1，3-β-D-葡聚糖抗原（G）和曲霉半乳甘露聚糖抗原（GM）的检测已成为真菌感染的诊断标准之一。1，3-β-D-葡聚糖广泛存在于除接合菌、隐球菌以外的真菌细胞壁中，占真菌细胞壁成分的50%以上，在酵母菌中含量最高。当发生IFI时，1，3-β-D-葡聚糖从细胞壁释放至血液或其他体液，但浅表真菌感染或定植很少有释放入血，因此，G试验是筛选IFI的有效方法，具有临床诊断意义。G试验阳性提示可能有曲霉或念珠菌感染，但通常在临床症状或影像学出现变化数天后才表达阳性。临床有效的抗真菌治疗能降低血浆中1，3-β-D-葡聚糖的含量，连续检测有助于病情变化和疗效反应的判断。但G试验的缺点是没有种属特异性，不能区分曲霉和念珠菌感染；在接受血液透析、抗癌药物等治疗及肝硬化等患者中可出现假阳性结果；敏感性和特异性的研究报道有较大差异，其临床应用价值还需前瞻性，大样本的临床研究证实。有关GM试验在曲霉菌中叙述。

念珠菌病主要是内源性感染，起源于正常菌群中真菌过度生长，但也可偶然由外源性感染，如念珠菌寄生在水果、奶制品等食物上，可因接触而感染，另外，患有念珠菌性阴道炎妇女可因性接触而传染男性，也可导致新生儿患口腔念珠菌病；已感染的供者角膜，经移植术后，可发生受者眼内炎。

能引起人类感染的念珠菌不超过10种，几乎所有的口腔念珠菌病和至少90%的念珠菌性阴道炎都是由白色念珠菌引起。院内血流感染病原菌中念珠菌约占10%，绝大多数（97%）是由白色念珠菌、光滑念珠菌、近平滑念珠菌、热带念珠菌和克柔念珠菌引起。值得注意的是近年来随着侵袭性念珠菌病的增加，非白色念珠菌的分离率正逐年增加，特别是使用氟康唑作为预防性用药的患者常会增加克柔念珠菌和光滑念珠菌（对氟康唑耐药）感染的机会。

一般念珠菌培养1~3天即可生长，7天不长，报告阴性。

第二节　隐球菌属

隐球菌（Cryptococcus）大约有 78 个种，与人类感染有关的菌种有新生隐球菌（C. neoformans）、白色隐球菌（C. albidus）、罗伦隐球菌（C. laurentii）、浅黄隐球菌（C. luteolus）、地生隐球菌（C. terreus）、指甲隐球菌（C. uniguttulatus）。

一、生物学特性

隐球菌属菌种是含有荚膜的酵母样真菌，1894 年，意大利 Francesco Sanfelice 首次在桃子汁中检出。菌细胞为圆形、卵圆形，大小 3.5～8μm 或以上。单个发芽，母体与子体细胞连结间有狭窄项颈，偶尔可见各种各样出芽，但假菌丝极少见，细胞壁易破碎，常成月牙形或缺陷细胞，尤其是在组织内染色后容易见到。在菌细胞周围存在荚膜，应用印度墨汁湿片法能证明荚膜的存在，经培养后得到的菌细胞一般无荚膜，但在 1%蛋白胨水中培养可产生丰富的荚膜。

带有荚膜的典型菌落呈黏液状，随着菌龄的增长变成干燥、灰暗，伴有奶油、棕黄、粉红或黄色菌落。所有菌种皆能产生脲酶和同化各种糖类，但不发酵。根据同化各种糖类和硝酸钾的利用试验可以区别各个菌种。新生隐球菌的生化反应和 37℃环境下生长可与其他菌种鉴别，但白色隐球菌和罗伦隐球菌亦可在 37℃环境下生长。

新生隐球菌按荚膜多糖抗原的不同有 A、B、C、D 及 AD 5 个血清型，我国以 A 型最多，未见 C 型。目前认为新生隐球菌有 3 个变种，新生变种（C. neoformans var. neoformans）相对应的荚膜血清型是 D 型，格鲁皮变种（C. neoformans var. grubii）对应的血清型为 A 型，格特变种（C. neoformans var. gatii）含 B、C 血清型。

二、致病性

新生隐球菌是引起隐球菌病的主要病原菌，致病物质主要是荚膜、酚氧化酶，37℃环境下生长也是其致病的重要因素，磷脂酶可能也是潜在的毒力因子。酚氧化酶参与黑色素的产生，其作用是防止有毒的羟自由基形成，保护菌细胞氧化应激。健康人对该菌具有有效的免疫力，只有机体免疫力下降时，病原菌才易引起人体感染，艾滋病、糖尿病、淋巴瘤、恶性肿瘤、系统性红斑狼疮、白血病、器官移植及大剂量使用糖皮质激素是隐球菌感染的危险因素，特别是艾滋病患者，隐球菌感染是其最常见的并发症之一。

三、鉴别与鉴定

隐球菌属是酵母样真菌，须与其他酵母样菌区别，隐球菌不形成假菌丝，可与念珠菌区别，隐球菌尿素酶阳性，而念珠菌只有解脂念珠菌和克柔念珠菌中的部分菌株阳性。与红色酵母菌的鉴别在于后者不同化肌醇，产生胡萝卜素。隐球菌不形成关节孢子，可与毛孢子菌和地丝菌区别。隐球菌属内各菌种的鉴别可利用37℃环境下是否生长及糖同化试验。新生隐球菌酚氧化酶阳性，很易与其他菌种区别。

1. 菌落特征

在沙堡弱培养基25℃、37℃条件下均能生长，3~5天就有菌落生长，少数2~3周方见生长。菌落奶油色、光滑，因产荚膜渐变黏液样，浅褐色，从长期维持剂量治疗的HIV患者中分离的部分菌株不产荚膜，菌落与念珠菌菌落相似。在含咖啡酸培养基如Bird seed琼脂上形成棕黑色菌落。40℃条件下及在含放线菌酮的培养基上不生长。

2. 显微镜特征

在玉米吐温-80培养基25℃条件下，球形或椭圆形酵母细胞，直径2.5~10μm，不产生菌丝和厚膜孢子。第一代培养物有时可见小荚膜，继代培养不见荚膜。

3. 墨汁染色

如脑脊液标本比较浑浊，可直接进行墨汁染色，但离心沉淀可提高阳性率。用印度墨汁或优质绘图墨汁1滴，加脑脊液1滴，必要时加生理盐水1滴稀释，复盖片。稍待3分钟左右，先低倍镜再高倍镜检查。在黑色背景下可见圆形孢子周围绕以透光的厚荚膜，宽度与菌体直径相当。菌体的大小和荚膜的宽窄在同一张片子上可有较大差异。有时可看到出芽的孢子。注意切勿将白细胞等误认为隐球菌，新生隐球菌的特征为：①圆形或卵圆形的孢子，大小不一，胞壁厚，边缘清晰，微调观察有双圈。②孢子周围有透亮的厚荚膜，孢子与荚膜之间的界限和荚膜的外缘都非常整齐、清楚。③孢子内有反光颗粒。④有的孢子生芽，芽颈甚细。⑤加 KOH 液后，菌体不破坏。任何圆形物体边缘模糊，内部无反光颗粒，外部有较窄、内外界限不清的透亮环，加 KOH 液后即消失者，不是隐球菌。但应注意新生隐球菌以外的其他隐球菌也有荚膜。

4. 血清学检查

乳胶凝集试验检测脑脊液或其他体液标本中新生隐球菌荚膜多糖抗原，简便快速，特异性和灵敏度均较高，对直接镜检和分离培养阴性者更有诊断价值。

假阳性与以下因素有关：①类风湿因子。②肿瘤患者也会出现假阳性但反应滴度很低。③毛孢子菌感染，该菌产生内荚膜，与隐球菌的荚膜多糖有交叉反应。④其他：如实验室移液管污染，反应板清洗中消毒剂或洗衣粉沾污，以及血管中代血浆之类等不明原因造成假阳性。

假阴性也可能出现在前带反应或者感染菌株荚膜贫乏。

5. 生化特征

新生隐球菌不发酵各种糖类，但能同化肌醇、葡萄糖、麦芽糖、蔗糖、蕈糖，不能同化乳糖，尿素酶阳性。酚氧化酶阳性，在 bird seed 琼脂上，室温 2~5 天菌落呈棕黑色，亦可用咖啡酸纸片试验，即将新鲜分离物涂布在咖啡酸纸片上，放湿处 22~35℃条件下 30 分钟，纸片可变褐黑色。

四、抗真菌药物敏感性

两性霉素 B 对新生隐球菌具有杀菌活性，是治疗新生隐球菌脑膜炎和播散性隐球菌病的首选药物之一。氟康唑和伊曲康唑等唑类对大多数新生隐球菌都有抑菌作用，5-氟胞嘧啶通常是联合用药。棘球白素对新生隐球菌没有抗菌活性。

体外药敏试验表明，两性霉素 B 与氟康唑、伊曲康唑、泊沙康唑对新生隐球菌有协同作用，对两性霉素 B 治疗无反应的病例中分离的新生隐球菌，体外结果也显示两性霉素 B 和 5-氟胞嘧啶或利福平有协同作用。

值得注意的是体外药敏方法的不同，结果的解释可能会有较大的差异。Etest 法比 CLSI 推荐的微量稀释法更能检出两性霉素 B 的耐药株，但 Etest 法可能会把部分氟康唑、伊曲康唑和 5-氟胞嘧啶敏感的新生隐球菌归到耐药株，相反比色法会把部分氟康唑、5-氟胞嘧啶耐药株解释成敏感株。

新生隐球菌不同的变种对抗真菌药物的也有差异，格特变种对两件霉素 B 和 5-氟胞嘧啶的敏感性低于新生变种。

五、临床意义

隐球菌中只有新生隐球菌是致病菌，鸽粪被认为是最重要的传染源，但该鸟类不是自然感染者，分离出本菌的动物还有马、奶牛、狗、猫、山羚羊、猪等，但无证据说明该病从动物传播给人，人传播人亦非常罕见。

吸入空气当中的孢子，是感染的主要途径，引起肺部感染，可为一过性，也可引起严重的肺部感染。新生隐球菌具有嗜神经组织性，由肺经血行播散主要引起中枢神经系统（CNS）隐球菌病，约占隐球菌感染的 80%。起病常隐匿，表现为慢性或亚急性过程，起病前有上呼吸道感染史。少数患者急性起病，AIDS 患者最为常见，死亡率高。对于临床上出现 CNS 感染的症状、体征，脑脊液压力明显升高及糖含量明显下降的患者，应高度警惕隐球菌脑膜炎的可能，特别是免疫力低下，有养鸽史及鸽粪接触史者。

新生隐球菌还可侵犯皮肤、前列腺、泌尿道、心肌、眼睛、骨和关节，AIDS 患者隐球菌感染中，常见前列腺的无症状感染，而且在播散性隐球菌成功抗真菌治疗后，患者的尿液和前列腺液中隐球菌培养仍阳性，提示前列腺可能是隐球菌感染复发的重要储菌库。创伤性皮肤接种和吃进带菌食物，也会经肠道播散全身引起感染。

除新生隐球菌可引起感染外，现已发现白色隐球菌、罗伦隐球菌也有致病性，白色隐球菌引起皮肤、眼睛感染，罗伦隐球菌可引起中枢神经系统、皮肤感染及真菌血症。

第三节 曲霉菌属

曲霉菌属（Aspergillus）大约有 185 个种，到目前为止报道了大约 20 种可作为人类机会感染中的致病因子。在临床标本中常见的有烟曲霉（A. fumigatus）、黄曲霉（A. flavus）、黑曲霉（A. niger）、土曲霉（A. terreus）、棒曲霉（A. clavatus）、灰绿曲霉（A. glaucus）、构巢曲霉（A. nidulans）、杂色曲霉（A. versicolor）。

一、生物学特性

曲霉菌菌丝体分隔、透明或含有颗粒，有分枝，一部分特化形成厚壁而膨大的足细胞，并在其垂直方向生长出直立的分生孢子梗。分生孢子梗一般不分枝，多数不分隔，无色或有色，除黄曲霉群外，多数致病曲霉梗壁光滑。分生孢子梗上端膨大形成顶囊，表面生出产孢细胞。顶囊是曲霉特有的结构，呈球形、烧瓶形、椭圆形、半球形、长棒形等，无色、透明或有颜色与分生孢子梗一致，其表面全部或部分产生产孢细胞。烟曲霉和土曲霉形成烧瓶样顶囊，产孢细胞仅出现于顶囊顶部，黑曲霉、黄曲霉等形成球形或放射状顶囊，产孢细胞覆盖充满顶囊表面。产孢细胞分单层和双层，单层是自顶囊表面同时生出一层安瓿形的细胞，称作瓶梗（phialide），在其上形成分生孢子，双层是顶囊表面先生出一层上大下小的柱形细胞，称作梗基（metula），自梗基上产生瓶梗，然后再形成分生孢子。烟曲霉只产生单层瓶梗，而黑曲霉、构巢曲霉和土曲霉有梗基和瓶梗双层结构，黄曲霉和米曲霉（A. oryzae）可同时具有单层或双层结构。瓶梗顶端形成圆形小分生孢子（直径 2～5μm）排列呈链状，小分生孢子因菌种不同出现黄、绿、蓝、棕、黑等颜色。顶囊、产孢细胞、分生孢子链构成分生孢子头，其形状与顶囊，产孢细胞的着生方式有关，呈球形、放射状、圆柱形或棒形，并具不同颜色。

在沙堡弱琼脂上 25℃及 37℃环境下生长良好。在曲霉菌种中，只有烟曲霉是一种耐温真菌，可以在 20～50℃的环境下生长，40℃以上环境下生长良好。构巢曲霉和灰绿曲霉生长速度慢，在 Czapek-Dox 琼脂上 25℃孵育 7 天后才形成直径0.5~1.0cm的菌落，其余曲霉菌生长迅速，形成直径1~9cm菌落。大多数菌种早期为绒毛或絮状白色丝状菌落，渐呈黄色、褐色、灰绿、黑色，随着培养时间延长，曲霉菌落呈各种颜色霜状或粉末状。菌落颜色包括反面颜色依菌种而异。

二、直接镜检

将被检材料置玻片上，加10%~20%KOH液，加热，复盖片镜检。可见粗大透明有分隔菌丝体，大多数直径3~6nm，采集自慢性病损部位材料，曲霉菌丝粗短、弯曲宽阔（12nm），如果曲霉菌寄生在与空气相通的器官中如肺空洞、鼻-窦、眼或皮肤感染，甚至可以看到分生孢子头（顶囊、瓶梗和小分生孢子）。

三、鉴定与鉴别

目前为止，曲霉的鉴定还主要依赖于形态学特征，通常根据菌落形态、颜色、顶囊的形态和结构，小分生孢子的形状，颜色、大小等特点做出区分。并头状菌属与黑曲霉菌外观非常相似，在镜下可发现并头状菌属有管状的孢子囊，无瓶梗，菌丝不分隔。

1. 烟曲霉

（1）菌落特征：生长迅速，质地绒毛或絮状，表面呈深绿色、烟绿色，有些菌株出现淡紫色色素，背面苍白或淡黄色。

（2）显微镜特征：菌丝分隔透明，分生孢子头短柱状，孢子梗壁光滑，淡绿色，顶囊呈烧瓶状，产孢细胞单层分布在顶囊上半部分，分生孢子球形绿色，有小刺。48℃条件下生长良好。

2. 黄曲霉

（1）菌落特征：快速生长，质地羊毛或棉花状，有时颗粒状，有放射状沟纹，表面呈黄绿色到棕绿色，背面无色或淡黄色。

（2）显微镜特征：菌丝分隔透明，分生孢子头开始呈放射状，逐渐称为疏松状。分生孢子梗壁粗糙不平，顶囊呈球形或近球形，产孢细胞可单层或双层，布满顶囊表面呈放射状排列，分生孢子球形或近球形，表面光滑或粗糙，部分菌株产生褐色闭囊壳。

3. 黑曲霉

(1) 菌落特征：生长快速，质地羊毛状或绒毛状，可能会有放射状沟纹，表面初为白色到黄色，随着分生孢子的产生很快变成黑色，背面无色或淡黄色。

(2) 显微镜特征：菌丝分隔透明，分生孢子头开始呈放射状，成熟后呈柱状，孢子梗壁壁厚光滑，无色或褐色，顶囊球形或近球形，产孢细胞双层，密布在顶囊全部表面，分生孢子球形，有褐色或黑色色素沉积，粗糙有刺。

4. 土曲霉

(1) 菌落特征：生长快速或中等，质地绒毛状，表面有浅放射状沟纹，呈肉桂色或米色、米黄色，背面黄色。

(2) 显微镜特征：菌丝分隔透明，分生孢子头致密圆柱状，孢子梗无色光滑，顶囊半球形，其上 1/2~2/3 处有双层小梗，分生孢子球形或近球形，光滑。粉状孢子圆形到卵圆形。

5. 构巢曲霉

(1) 菌落特征：中等生长速度或慢，质地绒毛状到粉状，表面深绿色，产闭囊壳区域橙色或黄色，背面紫色或橄榄色。

(2) 显微镜特征：菌丝分隔透明，分生孢子梗柱形，短，褐色光滑，顶囊半球形，双层小梗，分生孢子球形粗糙，壳细胞较多，球形，膜厚。常存在闭囊壳。

6. 杂色曲霉

(1) 菌落特征：生长速度中等或慢，质地绒毛或絮状，颜色多样，表面可呈淡绿色、深绿色、灰绿色、淡黄色、粉红色、橙红色，背面苍白色或淡红色。

(2) 显微镜特征：菌丝分隔透明，分生孢子头疏松放射状，孢子梗壁光滑无色，顶囊半球形，小梗双层，分布于顶囊 4/5 处，分生孢子球形，光滑或粗糙。

四、抗真菌药物敏感性

2003 年，CLSI 推出了产孢丝状真菌的体外药敏试验方案，即 M38-A，但没有批准丝状真菌药敏试验的解释折点。许多研究结果表明，不同的曲霉菌菌种得到的最小抑菌浓度（MIC）基本一致，两性霉素 B、伊曲康唑、伏立康唑对大多数菌种的 MIC 都较低，高 MIC 往往提示耐药，如土曲霉对两性霉素 B 耐药，部分烟曲霉对伊曲康唑耐药。值得注意的是，在体外伏立康唑对伊曲康唑耐药的烟曲霉是有效的。

新型抗真菌药物剂如棘白菌素在体内和体外对曲霉菌均有活性，同时体外实验和动物模型表明两性霉素 B 和棘白菌素在抗曲霉中具有协同效应。

两性霉素 B（包括它的脂质体）和伊曲康唑是当前可供选择的两种治疗药物，但临床治愈率并不理想。新的唑类药物（如伏立康唑、泊沙康唑、雷夫康唑）、卡泊芬净、棘白菌素在体外抗曲霉菌是有效的，对曲霉病的治疗有良好的前景。

五、临床意义

曲霉菌是自然界中分布广泛的一种丝状真菌，经常存在于土壤、植物和室内环境中，也是常见的实验室污染菌。曲霉菌属有 100 多种，某些种可引起皮肤、鼻窦、眼、耳、支气管、肺、中枢神经系统及播散性曲霉菌病，亦可导致变态反应或毒素中毒症等。这些感染可以是局部的，也可以是全身性的，统称为曲霉病。在所有的丝状真菌中，曲霉是侵袭性感染最常见的一种。在机会性真菌病中，检出率仅次于念珠菌。

1. 机会感染

免疫抑制是机会感染最主要的易感因素，几乎人体的任何器官和系统都可以感染曲霉，如甲癣、鼻窦炎、脑曲霉病、脑（脊）膜炎、心内膜炎、心肌炎、肺曲霉病、骨髓炎、耳真菌病、眼内炎、皮肤曲霉病、肝脾曲霉病、曲霉菌菌血症、播散性曲霉病。导管或其他设备也可引发医源性曲霉感染。医院内感染是一个危险因素，尤其对中性白细胞减少症的患者。

（1）肺曲霉球：结核病、肉瘤样病、支气管扩张、尘肺病、强直性脊柱炎、肿瘤引起肺部空洞，曲霉可作为局部定植者，以曲霉球的形式存在肺部。胸片检查具有特征性改变，可见圆形或卵圆形均匀不透明区，上部及周围有透光的环形或半月形，称新月征（Crescent 征）。CT 扫描对肺曲霉球有很高的诊断价值，典型图像为新月形的空气环包绕一团致密影，致密影可在空洞内随体位改变而移动。

（2）急性侵袭性肺曲霉病：常发生于免疫受损个体，常危及生命，分为局限型和播散型，临床表现为持续性发热，广谱抗生素无效，胸部CT扫描可见特征性的晕轮征（Halo征）和新月征。晕轮征即在肺部CT上表现为结节样改变，其周边可见密度略低于结节密度，而又明显高于肺实质密度，呈毛玻璃样改变。其病理基础是肺曲菌破坏肺部小血管，导致肺实质出血性坏死，早期病灶中心坏死，结节被出血区围绕。晕轮征是IPA早期较有特征性的CT表现，见于40%～69%的早期病例。但CT检查仍不能作为确诊的依据，如念珠菌病、军团菌病、巨细胞病毒、Kaposi肉瘤等疾病也可见类似的“晕轮征”，进一步可行支气管镜检查帮助确诊。

（3）脑曲霉病：多数有肺部感染血行播散所致，少数由鼻窦直接入侵，是骨髓移植患者脑部脓肿常见原因。

（4）曲霉性角膜炎：常有外伤史，裂隙灯检查可见隆起的角膜溃疡伴白色的边缘，界清，周围常有卫星状损害。

2. 变应性状态

一些曲霉的抗原可以引起机体过敏性反应，尤其对有遗传性过敏症的患者。

（1）外源性过敏性肺泡炎：为反复吸入发霉干草或谷物中的曲霉引起，表现为伴有肉芽肿病变的急性、亚急性或慢性间质性肺泡炎。

（2）过敏性肺支气管曲霉病：多见于儿童、青少年，吸入曲霉孢子或呼吸道定植的曲霉引起，主要是Ⅰ和Ⅲ型变态反应。

3. 中毒

有些曲霉能产生不同的曲霉菌毒素，现已证实长期摄入这些霉菌毒素可致癌，尤其是在动物中。黄曲霉产生黄曲霉毒素可引发肝细胞癌。

曲霉菌也可引起动物感染，在鸟类，曲霉菌可以引起呼吸系统的感染。在牛和绵羊体内，它也可以诱发霉菌性流产。家禽长期大量食入黄曲霉毒素（毒素污染了动物饲料）可致死。

侵袭性曲霉菌病（IA）的死亡率高达50%～100%，早期诊断、早期抗真菌治疗对降低死亡率非常重要。然而IA的早期诊断仍是临床上的难题，因为确诊标准需要组织活检、镜检或培养阳性，但真菌培养阳性率低且费时，即使培养阳性也不能区分是样本污染或是呼吸道定植，培养阴性也不能排除 IA，而组织活检可行性差。

CT 对于 IA 的早期诊断有较大的意义，且对于发现病情恶化，评估病情进展，评价治疗效果，帮助选择最佳的经皮肺活检位置有相当价值。

半乳甘露聚糖（GM）是曲霉菌细胞壁上的一种多糖抗原，由核心和侧链两部分组成，核心为呈线性构型的甘露聚糖，侧链主要由 4~5 个呋喃半乳糖残基组成，具有抗原性。除曲霉菌外，GM 还存在于青霉菌中。当曲霉在组织中侵袭、生长时可释放进入血循环。用 ELISA 检测 GM 抗原，可以检测到标本中 0.5~1ng/mL 的 GM，可在临床症状和影像学尚未出现前数天（平均 6~8 天）表达阳性，被认为是目前对 IA 最有早期诊断价值的血清学检测方法。半乳甘露聚糖在血中存在时间短，建议对高危患者连续动态监测，每周至少 2 次。血清 GM 检测能区分侵袭性肺曲霉感染与念珠菌、毛霉菌感染和烟曲霉口腔定植，在血液系统恶性肿瘤患者应用中具有较好的敏感性和特异性。GM 的检测也可用于 IA 疗效的评价，血清 GM 浓度会随着 IA 的进展而增加，也会随着抗真菌治疗的有效而下降，未见下降意味着治疗失败，但应用卡泊芬净后半乳甘露聚糖值会出现升高。

GM 试验的缺点是影响因素比较多，有关诊断侵袭性曲霉病的阈值还存在争议。应用相同的试剂和方法，美国判定阳性的结果为 I>0.5，欧洲阳性的结果为 I>1.5，近年来欧美专家经过大量临床实践逐步认为可将判断折点定为 0.8 或 2 次 I>0.5，但国内尚缺乏相关的研究。GM 试验假阳性率为 1%~18%，主要是一些抗原物质与单克隆抗体产生交叉反应所致。①胃肠外营养：当患者由静脉供给营养时，营养液中的某些成分会和单克隆抗体产生交叉反应。②患者临床状态很差或化疗：会有胃肠道黏膜的损伤，导致胃肠道定植的曲霉菌以及食物中的 GM 成分渗透进入血液中，与抗体产生交叉反应。③一些抗生素的应用能造成假阳性结果：有研究证明，应用哌拉西林-三唑巴坦会显著增加假阳性数量。④一些真菌也能与单克隆抗体产生交叉反应：已经证明从痰标本中分离出的青霉能与单克隆抗体产生交叉反应。⑤血液中某些尚未发现的成分也有产生交叉反应的可能。假阴性率的产生可能与血中存在高滴度的抗体，曲霉感染局限未侵入血管，曲霉释放出微量 GM 有关。也有研究证明，预防性应用两性霉素 B 和伊曲康唑会抑制菌丝的生长，也会造成假阴性的产生。检测 GM 的同时，做 GM 抗体的测定及降低检测阈值有助于减少假阴性情况的发生。

第七章

荧光免疫技术

第一节　荧光免疫技术

荧光免疫技术是根据抗原抗体反应的原理，将已知的抗体或抗原标记上荧光素，制成荧光标记抗体或荧光标记抗原，再用这种荧光标记抗体（或抗原）作为探针检测组织或细胞内相应的抗原（或抗体）。在组织或细胞内形成的抗原抗体复合物上含有标记的荧光素，利用荧光显微镜观察标本，荧光素受激发光的照射而发生荧光，可以看见荧光所在的组织细胞，从而确定抗原或抗体的性质和位置，这是荧光免疫技术最先使用的领域，而且通常是由于采用荧光素标记抗体定位检测抗原，因此这种经典检测技术被称为荧光抗体技术（FAT），该技术亦称荧光显微技术或荧光免疫组织化学技术。自 20 世纪 70 年代以来，荧光显微技术不断完善，不仅可以检测抗原，亦可标记抗原或标记抗抗体来检测抗体，并且，从原来仅限于检测固定标本扩展到进行活细胞分类检测及多种细胞成分分析。在此基础上进一步发展出荧光免疫分析法（FIA）技术，可对液体中的抗原或抗体进行自动化定量检测，极大地拓展了荧光免疫技术的应用范围。通常情况下，无论荧光显微技术还是荧光免疫测定技术均须荧光标记抗体（或荧光标记抗原）作为检测试剂，通常情况下荧光标记抗体应用最多，荧光标记抗体的质量是影响试验的灵敏度和特异性的重要因素。

一、荧光抗体的制备和保存

荧光免疫技术的技术关键是抗体（或者抗原）与荧光物质的结合，临床上以荧光标记抗体应用较多，这一结合的好坏直接影响后续的实验结果。荧光抗体是将荧光素与特异性抗体通过化学共价键的方式结合而成，其制备过程通常包括抗体制备、荧光素选择、抗体标记、抗体纯化和鉴定等。制备好的荧光抗体可用于荧光显微技术及荧光免疫测定技术。

（一）荧光抗体标记的原理

根据荧光物质的表面状态可以采用不同的方法来实现抗体与荧光物质的连接。目前已有比较成熟的方法有：EDC/NHS 偶联法［即 1-（3-二甲氨基丙基）-3-乙基碳二亚胺盐酸盐和 N-羟基琥珀酰亚胺偶联法］、戊二酸交联法、生物素连接法、惰性聚合物包被法以及静电相互吸引法等，其中前两种方法使用的较为普遍。

荧光抗体的标记比较复杂，现在已有各种商品化的荧光素标记抗体出售。临床中应用的荧光色素大多为有机化合物。现以 FITC 标记抗体应用最多。许多蛋白质分子（如抗体）在其表面含有较多的赖氨酸残基，在 pH 值 9.8 条件下，这些赖氨酸残基的游离氨基可与 FITC 共价偶联结合，形成硫脲而连接在一起。

（二）荧光抗体的要求

荧光抗体是荧光免疫技术的关键试剂，其中抗体决定免疫反应的特异性，因此，对于标记的抗体应该具有高特异性和高亲和力。所用抗血清中不应含有针对标本中正常组织的抗体，否则会干扰检测。一般须经纯化提取 IgG 后再作标记。

（三）荧光素的要求

作为标记的荧光素应符合以下要求：①应具有能与蛋白质分子形成共价键的化学基团，与蛋白质结合后不易解离，而未结合的色素及其降解产物易于清除。②荧光效率高，与蛋白质结合后，仍能保持较高的荧光效率。③荧光色泽与背景组织的色泽对比鲜明。④与蛋白质结合后不影响蛋白质原有的生化与免疫性质。⑤标记方法简单、安全无毒。⑥与蛋白质的结合物稳定，易于保存。

（四）荧光素标记抗体的纯化

抗体标记完成后，还应对标记抗体做进一步纯化，以去除未结合的游离的荧光素及游离抗体，纯化方法可采用透析法或层析法。

1. 透析法

将标记的抗体放入透析袋中，不断更换透析液透析 1 周左右，直至透析液在紫外灯下照射不发荧光为止，本法适用于蛋白含量低的标记物处理。

2. 层析法

将标记的抗体过凝胶柱，常用的凝胶为 SephadexG50，洗脱第一峰为结合蛋白峰，第二峰为荧光素峰。收集第一峰即为纯化的标记抗体。本法简便快速，可在数小时内完成。

（五）荧光抗体的鉴定

1. 荧光素与蛋白质的结合比率

结合的荧光抗体，并不是均一的，有的过量结合，有的未结合。过量结合者是非特异荧光着色的来源之一，而未结合者具有抑制特异性荧光抗体反应的作用。荧光素结合到蛋白上的量的重要指标是荧光素与蛋白质的结合比率（F/P）。

2. 抗体效价

荧光抗体制备完成后应对其活性加以鉴定。可以采用双向免疫扩散试验测定抗体效价，抗原含量为 1g/L 时，抗体效价大于 1∶16 者较为理想。

3. 抗体特异性

（1）吸收试验：向荧光抗体中加入过量相应抗原反应后，再用于阳性标本染色，应不出现明显荧光。

（2）抑制试验：阳性标本先与相应未标记抗体反应，洗涤后，再加荧光抗体染色，应受到明显抑制。

（六）荧光抗体的保存

荧光抗体的保存既要防止抗体失活又要防止荧光淬灭。最好小量分装保存并注意避光，在 4℃条件下中可存放半年以上，-20℃条件下可保存 2~3 年。真空干燥后可长期保存。稀释后的抗体不宜长时间保存，在 4℃条件下可保存 1~3 天。

二、荧光显微技术

荧光显微技术又称荧光抗体技术或免疫荧光组化技术，采用荧光素标记抗体与标本中的组织或细胞抗原反应，经洗涤分离后，在荧光显微镜下观察呈现特异性荧光的抗原抗体复合物及其存在的部位，借此对组织细胞抗原进行定位和定性检测，或对自身抗体进行定性和滴度检测，其过程主要包括标本制作、荧光染色及结果观察三个步骤，该技术是免疫组织化学的重要组成部分。

（一）标本的制作

荧光显微技术主要靠观察切片标本上荧光抗体的染色结果来对抗原进行定位和鉴定。因此标本制作的好坏直接影响检测的结果。在制作标本过程中应力求保持抗原的完整性，并在染色、洗涤和封埋过程中，抗原应尽量不发生溶解和变性，也不扩散至邻近细胞或组织间隙中去。标本切片尽量薄些，以利抗原抗体接触和镜检。临床上常见的检测标本主要有组织、细胞和细菌三大类。按不同标本可制作成切片、涂片和印片。组织材料可制备成石蜡切片或冷冻切片。石蜡切片因操作烦琐、结果不稳定、非特异反应强等原因已很少在荧光显微技术中应用。组织标本也可制成印片，方法是用洗净的玻片轻压组织切面，使玻片粘上 1~2 层组织细胞。细胞或细菌可制成涂片，涂片应尽量薄而均匀。涂片或印片制成后应迅速吹干、封装，立即使用或置-10℃条件下保存备用。

（二）荧光显微技术的基本原理

根据抗原抗体反应原理，先将已知的抗体标记荧光素，制成荧光抗体，再用这种荧光抗体作为探针与细胞或组织内相应抗原结合，在细胞或组织中形成的抗原抗体复合物上结合有荧光素，利用荧光显微镜观察标本，荧光素受激发光的照射而发射出一定波长的荧光，从而可确定组织中某种抗原的位置，并可进行定量分析。

（三）常用荧光染色法

根据染色的方法不同可将免疫荧光技术分为不同的实验类型，主要有直接法、间接法、补体结合法及双荧光素标记法等。

1. 直接法

用荧光素标记的特异性抗体直接与相应抗原反应并结合，洗涤后在荧光显微镜下观察特异性荧光，以检测未知抗原。该方法操作简便快速、特异性强，但敏感性较低，一种荧光抗体只能检测一种抗原，所以应用范围相对较窄。

2. 间接法

间接法是直接法的重要改进，首先采用针对细胞或组织内抗原特异性抗体（或称第一抗体）与细胞标本反应，随后用缓冲液洗去未与抗原结合的抗体，再用间接荧光抗体（也称抗抗体或第二抗体）与结合在抗原上的抗体（即第二抗体的抗原）结合，形成抗原–抗体–荧光抗体的复合物。由于结合在抗原抗体复合物上的荧光抗体显著多于直接法，因此，敏感性显著提高。间接法与直接法相比荧光亮度可增强 3~4 倍。其具有灵敏度高、应用范围广的特点，特别是一种荧光抗抗体可检测多种抗原或抗体，缺点是非特异性荧光本底较高。

3. 补体结合法

补体结合法实质是间接法，大多数抗原抗体复合物都能结合补体。即在染色时先将新鲜补体与第一抗体混合，同时加在抗原标本切片上，经 37℃孵育后，如发生特异抗原抗体反应，补体就结合在抗原抗体复合物上，再用抗补体荧光抗体与结合的补体反应，形成抗原–抗体–补体荧光抗体的复合物。本法是间接法的改良，补体结合法同样具有间接法的特点，即只需一种荧光抗体，可适用于各种不同种属来源的第一抗体的检测。该法虽敏感，但参加反应的因素较多，故特异性较差，此外由于补体不稳定，每次需采集新鲜豚鼠血清，操作相对复杂，临床上应用不多。

4. 双荧光素标记法

双标记荧光染色法的原理与直接法相同。将两种荧光抗体（如抗 A–FITC 和抗 B–RB200）以适当比例混合，加在标本上孵育后，按直接法洗去未结合的荧光抗体，抗 A 抗体发出黄绿色荧光；抗 B 抗体发出橘红色荧光，可以明确显示两种荧光抗原的位置。该法用于检测同一标本内的两种抗原。同理，也可衍生出多荧光素标记法，从而提高检测效率。

（四）荧光染色结果分析

经荧光抗体染色的标本，需要在荧光显微镜下观察。最好在染色当天镜检，以防荧光减退甚至消失而影响检测结果。荧光显微镜检查应在通风良好的暗室内进行。荧光抗体染色后的结果判断应严谨，在每次实验时均须设立实验对照（阳性和阴性对照，有条件的实验室可以加入临界值对照），排除假阳性和假阴性结果，正确区分特异性染色和非特异性染色。根据发射荧光强度，标本的特异性荧光强度通常用“+”表示。“-”为无或仅见极微弱荧光；“+”为荧光较弱但清楚可见；“++”为荧光明亮；“+++”为耀眼的强荧光。临床上根据特异性荧光强度达“+”以上判定为阳性，而阴性对照应呈“-”，临界值对照应呈“±”。这种半定量的结果表示方法具有一定的主观性，不同操作者之间的可比性较差，在临床实验中最好加入临界值荧光强度血清以更好的区别阳性和阴性标本，降低检测结果的变异度。

（五）荧光显微技术进展

在临床应用中，通常采用荧光物质标记所要研究的物质，通过监测荧光物质直接达到靶向追踪和监测的目的。此外，目前已研制成功利用不同环境的差异而引起荧光物质的荧光强度发生变化，荧光显微镜下观测这种变化，也可间接地达到示踪的目的，如4-十七烷基-7-羟基香豆素是一种pH敏感的荧光标记物，主要作用于细胞膜表面，随着细胞所处环境pH值的改变而引起荧光强度的变化，观测这种变化，可以研究阳离子脂类与细胞膜的作用等。

三、荧光免疫测定

除了荧光显微技术外，荧光免疫技术还包括荧光免疫测定技术。荧光免疫测定技术是将抗原抗体反应的高度特异性与荧光的可测量性结合起来，以荧光物质作为示踪剂标记抗体（或抗原）制成特异性试剂，用于检测特定的抗原或抗体的存在部位或浓度。荧光物质经激发光的照射而发出荧光，利用这个特性可以对待测物进行有针对性的检测。在一定条件下，待测物质浓度越高，激发光照射后所发射的荧光越强；反之，浓度越低，所发射的光也越弱；根据荧光强度的强弱，可以对待测物的浓度进行判定。定量检测的关键是根据不同浓度的待测物经特定波长的激发光照射后产生的荧光强度的大小，来确定待测物的浓度。待测物的浓度与发射荧光的强度呈一定的比例关系。目前通常借助光电器件进行荧光检测。如光电倍增管可将荧光强度转化为便于分析的电信号（常为电压信号）。光电倍增管是一种可以接收荧光的光电传感器件。通常辐射出的荧光强度较为微弱，需要对接收到的信号进行放大、转换等一系列的处理之后，从而实现数据的高分辨率分析，提高荧光信号检测的准确度。荧光免疫分析仪的测量精度取决于其对荧光信号检测电路的抗噪声能力。采用电流模放大电路和暗电流自动补偿技术可以显著地减小噪声，较大地提高信噪比，提高信号采集精度、灵敏度、稳定性和可靠性，从而提高荧光免疫分析仪的整体性能。目前已有成熟的商品化的自动化荧光检测仪器可以定量检测液体中的待测物质，通过电脑处理系统可以直接输出待测物的浓度，为临床诊断提高可靠依据。常用的荧光免疫测定技术主要包括：时间分辨荧光免疫分析（TRFIA）、荧光偏振免疫分析法（FPIA）、荧光酶免疫测定（FEIA）以及近年来发展起来的荧光免疫即时检测（POCT）分析技术等，这些技术均基于荧光标记免疫反应原理实现对待测物的检测。

（一）时间分辨荧光免疫测定

时间分辨荧光免疫测定是以镧系元素标记抗原或抗体，并与时间分辨测定技术相结合而建立起来的一种新型非放射性微量分析技术，具有灵敏度高、发光稳定、荧光寿命长、自然荧光干扰少、标准曲线范围宽等特点，目前已在临床检测中广泛使用。

1. 基本原理

（1）时间分辨：通常很多组织、蛋白或其他化合物，在激发光的照射下都能发出一定波长的自发荧光，如血清蛋白可发射出短波长荧光（激发光波长280nm，发射光波长320~350nm），胆红素发射出较长波长的荧光（激发光波长330~360nm，发射光波长430~470nm），这些荧光为非特异性荧光，干扰荧光免疫测定的特异性和灵敏度，但它们的荧光寿命通常较短（1~10ns），最长不超过2ns。而镧系元素螯合物的荧光寿命较长（10~1 000μs）。因此，在检测时可在短寿命本底自发荧光完全衰变后，再测定镧系元素螯合物的特异性荧光信号，可有效地降低本底荧光的干扰，故称为时间分辨，这也是时间分辨荧光免疫测定具有高灵敏度的原因之一。

（2）Stokes 位移：选择荧光物质作为标记物时，必须考虑激发光谱和发射光谱的波长差，即 Stokes 位移。如果 Stokes 位移小，激发光谱和发射光谱常有重叠，相互干扰，从而影响检测结果的准确性。镧系元素的荧光光谱 Stokes 位移较大，很容易利用简单的滤光片把激发光和发射光分开，消除由样品池、溶剂分子和溶液中胶体颗粒等造成激发光散射引起的干扰。

（3）激发光谱和发射光谱：镧系元素发射光谱带较窄，多在 613nm±10nm。利用 615nm±5nm 的滤光片只允许此波段的发射荧光通过，可排除其余波长的荧光。生物样品的本底荧光波长通常在 350～600nm，故在 615nm±5nm 波段内，来自生物样品的荧光干扰极少，可有效地降低本底荧光。镧系元素激发光谱带较宽，通常为 300～350nm，非常有利于激发光的选择并增加激发能，从而提高检测的灵敏度。

（4）荧光标记物的相对比活性：比活性是指单位时间内每个标记分子可被探测到的信号量。测定铕（Eu^{3+}）螯合物发射荧光采用的荧光激发光源为脉冲氙灯，其工作频率为1 000 次/秒，由光导纤维、调节控制器和闪光管触发器组成控制系统。闪光管的确切数目由调节控制器控制，以保证闪光管的光子发射的强度不变，为荧光检测提供一个稳定的激发光光源。在测量时间内 Eu^{3+} 标记物可被反复激发，每次激发后，它由激发态很快回到基态，就有荧光发射，然后又可被重新激发，如此每秒可有 1 000 次激发，这就相当于大大提高了荧光标记物比活性。

（5）信号增强：免疫反应完成后，形成的 Eu^{3+} 标记抗原抗体复合物在弱碱性溶液中经激发后的荧光信号相对较弱，加入酸性增强液可使 Eu^{3+} 标记抗原抗体复合物的 pH 值降低至2～3，Eu^{3+} 从复合物上完全解离下来，游离的 Eu^{3+} 可被增强液中的螯合剂所螯合，在协同剂等其他成分的作用下，与增强液中的 β-二酮体生成一个以 Eu^{3+} 为核心的保护性胶态分子团，这是一个具有高强度荧光的稳定螯合物，信号的增强效果可达上百万倍。

2. 标记物和标记方法

（1）标记物：用于时间分辨荧光免疫测定的标记物是镧系元素，主要包括，铕（Eu^{3+}）、铽（Tb^{3+}）、钐（Sm^{3+}）、钕（Nd^{3+}）和镝（Dy^{3+}）等，它们的荧光寿命较长，尤其是 Eu^{3+} 和 Tb^{3+} 两种元素，而且其荧光强度高。因此，时间分辨荧光免疫测定中多用 Eu^{3+} 和 Tb^{3+} 作为标记物，其中 Eu^{3+} 的应用最为广泛。镧系元素在游离状态下荧光信号相对较弱，只有与螯合剂如 β-萘甲酰三氟丙酮（β-NTA）等形成螯合物后，可使荧光强度得到增强，螯合物的荧光寿命与形成螯合物的配位体有关。

（2）标记方法：镧系元素离子不能直接与抗原或抗体分子结合，须利用具有双功能基团的螯合剂，其一端与镧系元素离子结合，另一端与抗原或抗体蛋白分子上的氨基结合，形成镧系元素离子-螯合剂-抗原（或抗体）复合物。常用的双功能螯合剂有 1-（对-苯偶氮）-EDTA、异硫氰酸苯甲基-EDTA 和二乙烯三胺五乙酸（DTPA）等，此法可允许每个蛋白质分子上标记多个 Eu^{3+}，而不影响其生物学活性和稳定性。螯合剂可先螯合 Eu^{3+}，再连接蛋白质（一步法），或先连接蛋白质，再螯合 Eu^{3+}（二步法）。针对小分子半抗原，则需先将半抗原与大分子载体蛋白连接，再标记 Eu^{3+}。

3. 实验类型

（1）双抗体夹心法：将待检抗原与固相抗体结合，再与 Eu^{3+} 标记抗体结合，形成固相抗体-待测抗原 Eu^{3+} 标记抗体复合物，在酸性增强液作用下，复合物上的 Eu^{3+} 从免疫复合物中解离并形成新的微粒，在 340nm 激发光照射下，游离出的 Eu^{3+} 螯合物可发射 613nm 的荧光。经时间分辨荧光检测仪测定并推算出待检抗原的含量。

（2）固相抗体竞争法：将待检抗原和 Eu^{3+} 标记抗原与固相抗体发生竞争结合，温育洗涤后在固相中加入荧光增强液，测定荧光强度，所测得的荧光强度与待检抗原含量呈负相关。

（3）固相抗原竞争法：将待检抗原和固相抗原竞争性结合定量的 Eu^{3+} 标记抗体，温育洗涤后在固相中加入荧光增强液，测定荧光强度，所测得的荧光强度与待检抗原含量呈负相关。

4. 方法特点

根据镧系元素螯合物的发光特点，采用时间分辨技术测量荧光，可有效地排除非特异荧光的干扰，因而极大地提高了检测灵敏度，该法检出下限可达到 10^{-18} mol/L（普通的荧光免疫技术只能达到 1×10^{-8} mol/L）；镧系元素螯合物还具有荧光分析范围宽、可达 4~5 个数量级、标记结合物稳定、使用有效期长、测量快速、易于自动化、无放射性污染等优点。由于时间分辨荧光免疫测定在灵敏度、稳定性和测量自动化程度等方面都可与放射免疫分析媲美，为目前超微量物质分析方法中最有发展前途的一项技术。但其不足之处是易受环境、试剂和容器中的镧系元素离子的污染，使检测本底增高。

（二）荧光偏振免疫测定

荧光偏振免疫测定是利用抗原抗体竞争反应原理，根据荧光素标记抗原与荧光素抗原抗体复合物之间荧光偏振程度的差异，测定体液中小分子抗原物质的含量。

1. 基本原理

当光线通过偏振滤光片后，形成只有一个方向的平面光，称为偏振光。用荧光素标记的示踪物与分析物的复合体经单一平面偏振光照射后，可发出单一平面的偏振荧光，此荧光在特定偏振面的强度与复合体受激发时的转动速度成反比，而转动速度与分子量的大小成反比。当荧光标记的示踪物与分析物的复合体结合后，分体对相应大分子抗体进行竞争性结合，使游离的复合体增多，而复合体转动速度较高，这样在特定偏振面上检测到的荧光强度较低，反之检测到的荧光强度就会较高。因此通过检测在特定偏振面上的荧光强度的高低就可得到待检血清中分析物的浓度。

在反应体系中，荧光素标记的小分子抗原（AgF）转动速度快，偏振荧光弱；与抗体结合后，荧光素标记抗原抗体复合物（AgF-Ab）分子增大，转动速度减慢，受偏振光激发后发射出的偏振荧光明显增强。当待检抗原浓度高时，由于竞争结合，形成 AgF-Ab 少，游离的 AgF 多，受偏振光激发后，发射出的偏振荧光弱，即待检抗原含量与偏振荧光强度呈负相关，通过标准曲线即可推算出待检抗原含量。荧光偏振免疫测定通常采用 FITC 标记小分子抗原进行检测。

2. 方法特点

荧光偏振免疫测定法属于均相免疫测定，该法样品用量少、荧光素标记结合物稳定、使用寿命长、重复性好、快速、易于自动化。荧光偏振免疫测定法检测试剂盒专属性强，通常适用于检测小分子到中等分子抗原物质，不适宜于测定大分子抗原物质，方法的灵敏度较非均相荧光酶免疫测定法低。

（三）荧光酶免疫测定

荧光酶免疫测定是利用酶标抗体（或抗原）与待检抗原（或抗体）反应，借助酶催化荧光底物，经酶促反应生成稳定且高效的荧光物质，通过测定荧光强度确定待检抗原或抗体的含量。

1. 基本原理

采用碱性磷酸酶（AP 或 ALP）标记抗体（或抗原），以 4-甲基伞形酮磷酸盐(4-MUP)为碱性磷酸酶反应荧光底物，碱性磷酸酶分解 4-MUP，脱磷酸根基团后形成 4-甲基伞型酮（4-MU）。4-MU 经 360nm 激发光照射，发出 450nm 的荧光，通过荧光检测仪测定荧光强度，并推算待检抗原或抗体的含量。

2. 酶和荧光底物

常用的酶是碱性磷酸酶，最常用的荧光底物是 4-MUP。

3. 实验类型

（1）双抗体夹心法：先将特异性抗体与固相载体连接，形成固相抗体；加入待检抗原，使标本中的抗原与固相抗体充分反应，形成固相抗体抗原复合物。然后加入 AP 标记抗体，使固相抗体抗原复合物与酶标抗体结合，形成固相抗体-抗原-AP 标记抗体复合物，洗涤除去未结合的抗原和酶标抗体，加入底物 4-MUP，固相复合物中的 AP 将 4-MUP 分解形成 4-MU，经 360nm 激发光的照射，发出 450nm 的荧光，荧光强度与待检抗原含量呈正相关。

（2）双抗原夹心法：用固相抗原和酶标记抗原与待检抗体反应，生成固相抗原-待检抗体-酶标抗原复合物，洗涤除去未结合部分，加入底物进行酶促发光反应，荧光强度与待检抗体含量呈正相关。

（3）固相抗原竞争法：待检抗原和固相抗原竞争性结合定量的酶标抗体，洗涤除去未结合部分，与固相抗原结合的酶标抗体以复合物形式保留在固相载体上，加入底物进行酶促发光反应，荧光强度与待检抗原含量呈负相关。

4. 方法特点

荧光酶免疫测定方法综合了酶免疫测定的放大效应和荧光测定的高敏感性，极大地提高了方法的灵敏度。与常规的荧光免疫分析技术相比，一般可高 2 个数量级。该技术已广泛应用于临床药物分析和生化分析等方面。但由于血清和其他生物样品中的背景荧光会干扰测定，因此采用固相荧光酶免疫测定法效果会较好。

（四）荧光免疫即时检测技术

即时检测（POCT）是指在患者床旁进行的一种快速检测的分析技术，该技术能在病房或家中等实验室之外的地方开展。POCT 主要采用条式或卡式便携式分析仪器，对患者标本进行即时检测，该检测方法属于干式化学检测法。荧光免疫 POCT 技术是基于荧光标记免疫检测的原理实现的。

1. 基本原理

目前通常采用荧光免疫层析分析技术实现荧光免疫 POCT 检测，该技术结合了荧光免疫和免疫层析两种先进技术。荧光免疫层析测试条的一般结构主要包括样品垫、结合垫、吸水垫、硝酸纤维素膜、塑料基板等部分，在纤维素膜上固定有检测带和控制带。其工作原理为：将不影响抗体抗原活性的荧光材料标记在抗体或抗原上，制作成荧光探针，将一定浓度的待测物滴加在样品垫上，溶液通过层析作用向前移动，溶解检测带上固化的标记物后与之发生特异性反应，结合物在检测线上富集，形成含有标记荧光染料的抗原抗体复合物。利用激发光照射，测定复合物中的荧光含量，从而推算出被测物质的浓度。利用荧光免疫层析试纸条可以实现对待测物的定性或者定量检测。若以标记物以 Eu^{3+} 为例，其具有以下特性：在紫外光的激发下产生 613nm 的红光。当激发光波长为 337/nm 时，激发效率最高。应用以光电探测器为核心的光电检测系统分析测试带的光谱形状和峰值，可得出与测试带颜色深度呈线性相关的待测物浓度。

2. 实验类型

（1）竞争法：待测物中的某种抗原与检测线处同种抗原竞争性地与标记抗体相结合的反应，结合形成的免疫复合物停留了下来，而游离未结合分子继续前行，从而达到结合物与游离物分离的目的，检测线处的荧光强度与待检抗原含量呈负相关关系。

（2）夹心法：待测物中某种抗体（抗原）与检测线处抗原以及荧光标记的抗原（抗体）特异性相结合的过程，在检测线处形成抗体-抗原-抗体形式的夹心结构复合物停留下来，而游离未结合分子继续前行，从而达到结合物与游离物分离的目的，荧光强度与待检物含量呈正相关。

3. 方法特点

荧光免疫 POCT 技术具有 POCT 的全部特点，其优点具有检测时间短、标本通常为全血、操作简单、仪器小巧、对专业技术要求不高，但其缺点是试验成本较高，结果准确度较传统方法差。由于其开展方便，获取结果快速，因此，该技术在心血管疾病、糖尿病、加强医疗病房及急诊医学等领域具有较好的应用前景。

（五）液相悬浮芯片技术

流式荧光技术包括流式细胞检测技术和流式液相多重蛋白测定技术。流式细胞检测技术是荧光抗体技术的一种非常重要且较特殊的应用，可用于淋巴细胞表面分化抗原、抗原受体、补体受体、Fc 受体等的检测以及淋巴细胞及其亚群的鉴定和计数。这里主要介绍流式液相多重蛋白测定技术，又称液相悬浮芯片技术，或微球体悬浮芯片技术。该技术核心技术是以荧光编码微球为基础，在不同荧光编码的微球上进行抗原-抗体-酶-底物的结合反应，通过红、绿两束激光分别检测微球编码和报告荧光来达到定性和定量检测的目的。一个反应孔内可以完成多种不同的生物学反应，是继基因芯片、蛋白芯片之后的新一代高通量检测技术平台。理论上来讲，目前，每孔可同时准确定量检测 100 种不同的生物分子。

1. 基本原理

液相悬浮芯片体系由许多大小均一的圆形微球（直径 5. 5~5. 6μm）为主要基质构成，每种微球上固定有不同的荧光分子，从而把微球分为不同的颜色，形成一个具有独特光谱地址的不同微球的阵列。不同颜色微球在分类激光照射下产生的荧光各不相同，这种分类荧光是识别不同微球的唯一途径。利用微球可以标记不同的荧光探针分子，检测时加入待测样品和标记微球反应，样品中的待测物能够与探针分子特异性结合，使交联探针的微球携带上荧光报告分子，随后利用仪器对微球进行检测和结果分析。采用微流控制技术使微球快速单列通过检测通道，对单个微球上的分类荧光和待测物的报告荧光进行检测，从而确定微球上结合待测物的数量，完成对反应的定性或定量分析，这样可以同时检测出多项检测指标。

2. 方法特点

（1）高通量：可对同一样本中的多种不同目的分子同时进行定性或定量分析。从理论上讲，如果不存在交叉反应，同一反应体系可同时检测近百种检测指标，这与传统方法的逐个检测相比是质的飞跃。

（2）样本用量少：由于在同一个反应孔中可以同时完成多种不同的生物学反应，所以大大节省了样本用量，特别适合分析小体积的稀有样品。

（3）高敏感性：微球表面积大，每个微球上可包被大量抗体，高密度的捕获抗体最大限度地保证了与样本中的抗原分子结合的机会，从而显著提高检测灵敏度。流式荧光技术最高的检测下限可达 pg 级，而常规的 ELISA 法仅为 μg 级，前者比后者检测的灵敏度有显著提升。

（4）线性范围宽：检测的线性范围比常规的 ELISA 方法高 10 倍以上，可达 3~5 个数量级，检测浓度范围为 pg 至 μg 级。

（5）反应快速：因流式荧光技术的杂交或免疫反应在悬浮的液相体系中进行，反应所需的时间较普通 ELISA 短，经多步反应后，即可直接读取结果。

（6）重复性好：免疫发生在均相液体环境中，其结果稳定，重复性较好。

（7）准确性高：微球上的报告分子荧光强度与结合的待测分子成正比。由于液相芯片技术的检测范围大，因此不需要将样本进行多倍稀释，从而减小了误差。

（8）费用低：同时检测一个样本中的多项指标可节约时间、样本、试剂、耗材和劳动力，降低检测成本，同时提高了分析效率，仅需少量样本即可获得大量信息。若检测多项指标，该方法平均成本显著低于单项检测项目的累积成本。

四、荧光免疫分析仪的进展

随着信息技术、荧光物质以及相关蛋白抗体的发展，现代的荧光免疫分析仪逐渐向自动化、快速化和多样化的方向发展。目前许多大型全自动荧光检测仪的检测速度从原来的每小时数十项检测已增加到数百个检测。特别是大量单克隆抗体的制备，从多肽到蛋白质，从药物到多糖均有相应的抗体，时间分辨荧光测定是目前荧光免疫分析仪主要采用的方法。随着量子点荧光液相芯片技术的发展，其可能成为将来生物医学研究和临床超微量检验中的一项最有发展前景的分析手段。量子点将在蛋白质和多肽激素的分析、半抗原的分析、病原体抗原的分析、肿瘤标志物的分析、血清学的分析、干血斑样品的分析、核酸的分析等方面可能起到非常重要的作用。荧光免疫试条检测仪器在圈内一直是一个巨大的潜在市场。目前的免疫层析试条多集中在定性或半定量检测中，试纸条的应用受到很大限制。因此，开发出性能优越、测量精确的荧光免疫试条定量检测仪器具有重要的应用价值。液相悬浮芯片技术是一种非常灵活的多元分析平台，在核酸、蛋白质等生物大分子的大规模分析中具有巨大的应用潜力，可用于免疫分析、核酸研究、酶学分析、受体-配体识别分析等众多领域的研究，鉴于液相芯片技术在高通量定性和定量检测上令人瞩目的优势，目前它在基因组学、蛋白质组学、药物开发、基础研究和临床诊断等方面的应用十分广泛。

近年来，随着科学技术的不断发展和进步，各学科之间的相互渗透、相互结合越来越紧密。针对现代荧光免疫测定技术，也陆续出现了许多新的方法和设想。免疫检测虽然优点很多，但是多种药物可能在检测过程中发生交叉反应从而出现假阳性。而利用色谱技术对药物、激素等分子间微小差别的高识别性，与荧光免疫分析法进行联用，可能消除这一现象。高效液相色谱和免疫测定法的联用有很多种方式，即免疫检测在色谱分离前进行，该方法利用免疫分析的高特异性结合生物样品，然后用高效液相色谱检测，此法已相继用于苯妥英、黄体酮、地高辛、雌激素、黄曲霉素、细胞抑制素等的测定，它不但可以提高检测的灵敏度，而且还能增加检测方法的选择性；另一方法是免疫检测在色谱分离后进行，该方法在色谱分离后用免疫检测一般使用分步检测，其灵敏度可与液相色谱-质谱联用分析法相媲美，比单独应用荧光免疫分析更灵敏和更特异。随着科学技术的进步，现代荧光免疫测定技术在微量蛋白检测及药物分析领域中必将发挥越来越重要的作用。

第二节　荧光显微镜

荧光显微镜应能发射出一定波长的激发光，对结合在待测样本上的荧光素进行激发，使之产生一定波长的发射荧光，从而对组织细胞的结构或其组分进行定位和定性分析。荧光显微镜与普通光学显微镜的主要结构基本相同，荧光显微镜是一种特殊的光学显微镜，主要的区别是两者的激发波长（光源）不同，由此决定了荧光显微镜与普通光学显微镜结构和使用方法上的不同。

一、荧光显微镜的工作原理

荧光显微镜是利用一个高发光效率的点光源，经过滤色系统发出一定波长的光（如紫外光 365nm 或紫蓝光 420nm）作为激发光、激发标本内的荧光物质发射出各种不同颜色的荧光后，再通过物镜和目镜的放大进行观察。

二、荧光显微镜的结构

荧光显微镜是免疫荧光细胞化学的基本工具，它是由光源、滤板系统和光学系统等主要部件组成。荧光显微镜一般分为透射式和落射式两种类型。透射式的激发光来自被检物体的下方，须穿透标本，不适于通透性差的组织抗原自身抗体检测；而落射式的激发光来自被检物体的上方，即激发光通过物镜到达标本，适用于各种抗原基质自身抗体检测。目前，落射式荧光显微镜应用最为广泛。本节以落射式荧光显微镜进行介绍。

（一）光源

现在荧光显微镜多采用 200W 的超高压汞灯作光源，由石英玻璃制成，中间呈球形，内充一定数量的汞，工作时由两个电极间放电，引起水银蒸发，球内气压迅速升高，当水银完全蒸发时，可达 50～70 个标准大气压力。超高压汞灯发光是由电极间放电使水银分子不断解离和还原过程中发射光量子的结果。它发射很强的紫外和蓝紫光，足以激发各类荧光物质。随着发光二极管（LED）光源技术的进步，LED 光源也逐渐开始推广使用，其具有光源稳定、寿命长等特点，LED 光源代替汞灯是将来荧光显微镜发展的趋势。

（二）滤色系统

滤色系统是荧光显微镜的重要组成部分，由激发滤光片和压制滤光片组成。

1. 激发滤光片

只有激发光的波长可通过的滤光片，根据光源和荧光色素的特点，可选用以下三类激发滤光片，提供一定波长范围的激发光。

（1）紫外光激发滤光片：此滤光片可使 400nm 以下的紫外光透过，阻挡 400nm 以上的可见光。

（2）紫外蓝光激发滤光片：此滤光片可使 300~450nm 范围内的光通过。

（3）紫蓝光激发滤光片：此滤光片可使 350~490nm 的光通过。

2. 压制滤光片

完全阻挡激发光通过的滤光片，以免干扰荧光和损伤眼睛，而选择性地使特异波长的荧光通过。

（1）紫外光压制滤光片：可通过可见光、阻挡紫外光通过。

（2）紫蓝光压制滤光片：能通过 510nm 以上波长的光（绿到红）。

（3）紫外紫光压制滤光片：能通过 460nm 以上波长的光（蓝到红）。

（三）反光镜

通常为镀铝反光层，因为铝对紫外光和可见光的蓝紫区吸收少，反射率可达 90%以上。

（四）聚光镜

聚光镜可以弥补光量的不足和适当改变从光源射来光的性质，将光线聚焦于被检物体上，以得到最好的照明效果。专为荧光显微镜设计制作的聚光器是用石英玻璃或其他透紫外光的玻璃制成。分为明视野聚光器的暗视野聚光器两种。还有相差荧光聚光器。

1. 明视野聚光器

在一般荧光显微镜上多用明视野聚光器，它具有聚光力强，使用方便，特别适于低倍、中倍放大的标本观察。

2. 暗视野聚光器

暗视野聚光器在荧光显微镜中的应用日益广泛。因为激发光不直接进入物镜，因而除散射光外，激发光也不进入目镜，可以使用薄的激发滤板，增强激发光的强度，压制滤板也可以很薄，因紫外光激发时，可用无色滤板（不透过紫外）而仍然产生黑暗的背景。从而增强了荧光图像的亮度和反衬度，提高了图像的质量，观察舒适，可能发现亮视野难以分辨的细微荧光颗粒。

3. 相差荧光聚光器

相差聚光器与相差物镜配合使用，可同时进行相差和荧光联合观察，既能看到荧光图像，又能看到相差图像，有助于荧光的定位准确。一般荧光观察很少需要这种聚光器。

（五）物镜

物镜是显微镜最重要的光学部件，激发的荧光使被检物体成像。各种物镜均可应用，但最好用消色差的物镜，因其自体荧光极微且透光性能适合于荧光。

（六）目镜

目镜的主要作用是将由物镜所得的实像再次放大，并形成一个清晰的虚像。在荧光显微镜中多采用双筒目镜。

（七）荧光显微电荷耦合元件

荧光显微镜电荷耦合元件（CCD）通常是数码荧光显微镜最重要的配件之一，主要是对荧光显微图片进行拍摄并传输到计算机上，能够使显微镜上观察到的图像输出到计算机，对这些显微图片进行比对、分析。CCD 是一种半导体器件，能够把光学影像转化为数字信号。CCD 上植入的微小光敏物质称作像素。一块 CCD 上包含的像素数越多，其提供的画面分辨率也就越高。通过荧光显微镜 CCD 可以拍摄到比单独使用荧光显微镜更好的图片。

第三节　荧光免疫技术的应用

由于荧光免疫技术具有免疫反应的特异性与荧光信号的直观性和敏感性，荧光免疫技术在医学研究领域、药物研究开发及化工产品毒性监测等方法均有广泛的应用。下面主要介绍荧光显微技术和荧光免疫测定在医学领域的应用。

一、荧光显微技术的应用

（一）在组织细胞学研究方面的应用

1. 免疫细胞学研究

自从免疫荧光技术建立以后，很多学者应用免疫荧光方法直接观察了一些细胞的分化过程，探讨了细胞的来源和功能。如采用豚鼠血小板作抗原，免疫家兔制成荧光抗体，以此荧光抗体溶液浸染豚鼠的骨髓和脾涂片。巨核细胞出现了特异性荧光，直接证明了血小板和巨核细胞具有相同的抗原结构，从而用免疫学方法阐明了血小板的来源。

对于浆细胞的分化和抗体的产生也采用荧光抗体技术进行了深入的研究。Coons 和 Leduc 分别于 1953 年和 1955 年采用间接免疫荧光法研究了免疫家兔体内浆细胞的分化过程。第一次免疫注射后，脾脏和淋巴结内出现大量淋巴母细胞，并由这些细胞分化为浆细胞。多次注射后，血液内抗体效价增高的同时，含有抗体的细胞增多，并可见到分化低的母细胞同样含有抗体。后来，他们又观察了淋巴结的免疫细胞学反应，证明特异性抗体首先在抗原注入部位的淋巴结髓质内的未成熟大细胞的胞质内出现。核内的抗体呈点状，这些细胞是典型的造血母细胞，当它们繁殖和分化的同时，其胞质内抗体的含量增加，最终这些细胞分化为典型的浆细胞。

此外，关于一个浆细胞是否能产生两种以上的抗体，这个问题由荧光双重染色法得到了很好的阐明。如将白蛋白及白喉毒素两种抗原同时注入动物体，将动物的淋巴结作涂片，用两种抗原处理，使抗原在细胞内抗体存在的部位沉淀，然后用两种标记荧光抗体的混合液染色。此时两种抗原与不同颜色的荧光抗体结合，结果每个细胞均染成单一色，说明每个细胞只产生一种抗体。

2. 组织和细胞内抗原性物质的示踪

用同种大白鼠肾脏和由肾脏分离出的血管球作抗原，制成荧光抗体溶液，浸染正常大白鼠肾脏切片，示踪肾脏的抗原成分。抗肾组织荧光抗体可以与血管球基膜、肾小球囊、曲细尿管上皮细胞的胞质结合，而抗血管球抗体仅与基膜反应。因此，证明肾组织最少含有两种不同的抗原，一种存在于基膜，另一种存在于曲细尿管的上皮细胞内。另外，利用荧光抗体法的学者们也证明了肌球蛋白和肌动蛋白并不是肌细胞所特有，它们广泛地分布在各种细胞中，包括由阿米巴到哺乳动物的上皮细胞、成纤维细胞、巨噬细胞、神经细胞和血小板等。很多研究观察证实，在非肌细胞中的肌球蛋白和肌动蛋白之间存在有类似在肌细胞中的相互作用。这种相互作用与细胞质的流动、细胞运动、细胞吞噬和吞饮活动以及在胚胎发育过程中某些细胞形态学的变化等均有密切关系。用免疫荧光方法证明，在细胞周期不同的阶段，肌动蛋白在细胞内有着不同的分布。组织培养的成纤维细胞中，肌动蛋白呈丝状走行于细胞中。分裂前期细胞变圆，肌动蛋白呈弥散的荧光。而在分裂末期，染色体移到细胞两极，细胞中部出现窄纹，此时特异性荧光集中在分裂沟部。分裂完成后，大部分荧光物质移行到两个子细胞与分裂沟相对的两极。另用抗重酶解肌球蛋白荧光抗体染色法证明，在染色体的着丝点和分裂纺锤体中均含有肌动蛋白。因此有学者认为，在细胞分裂过程中，染色体移向细胞的两极与染色体丝中的肌动蛋白和肌球蛋白的相互作用有关。

3. 细胞膜抗原和膜受体的观察

随着免疫细胞学的进展，很多学者利用荧光抗体染色方法证明了动物细胞的膜抗原和膜受体，特别是淋巴细胞的膜受体。用抗免疫球蛋白荧光抗体（抗抗体）在4℃条件下处理悬浮的活细胞，细胞膜的免疫球蛋白分子（膜受体）与抗免疫球蛋白抗体结合，细胞膜呈现环状的点状荧光。而温度升高至24~37℃时，细胞膜的免疫球蛋白分子和抗免疫球蛋白抗体复合物即向细胞的一级移动，聚积形成团块状的荧光。此外，荧光抗体法已经成功地显示了在恶性肿瘤发生过程中，细胞器官的特异性膜抗原消失，而出现新的肿瘤特异性抗原，或某些胚胎期的抗原再现。如人睾丸癌细胞能被抗癌荧光抗体染色，而并不与抗正常睾丸上皮的荧光抗体结合。也就是说细胞恶变即意味着器官特异性抗原的消失和新的肿瘤特异性抗原的出现。利用活肿瘤细胞荧光抗体染色也可观察到细胞膜表面的特异性抗原。

4. 激素的定位

应用一般组织化学方法，可以对细胞内的酶进行定位，但是还有很多种蛋白质（如激素等），以现有的组织化学方法尚不能定位。1951 年，Marshall 首先应用荧光抗体方法对猪脑垂体前叶嗜碱性粒细胞内的促肾上腺皮质激素进行了定位，建立了荧光免疫组织化学方法。此后，对各种激素的定位研究得到了迅速的发展，例如用抗牛黄体形成素荧光抗体证明了黄体形成素是由脑垂体前叶的 δ 细胞所分泌。用抗人生长激素荧光抗体浸染入脑垂体，前叶内大部分嗜酸性粒细胞呈现明亮的特异性荧光，从而直接证明了生长激素是由嗜酸性粒细胞所产生。采用同样的方法对牛嗜酸性粒细胞开始产生生长激素的时间亦进行了观察，实验证明在 18cm 胚胎（大约妊娠第三个月时），嗜酸性粒细胞开始呈现特异性荧光。此后呈现特异性荧光的嗜酸性粒细胞数目很快增加。成年后，特异性荧光的嗜酸性粒细胞并不占优势，这种改变意味着生长的停止，而这些不呈现特异性荧光的嗜酸性粒细胞也可能分泌其他激素。

（二）在病毒学和细菌学中的应用

1950 年，Coons 等用荧光抗体染色法对流行性腮腺炎病毒抗原进行了定位，证明在感染的猴腮腺内有病毒抗原存在，该病毒主要集中在腮腺细胞的胞质内，感染的腺细胞不规则地分布在小叶内，胞质的特异性染色呈颗粒状，腺腔和导管的上皮细胞内也有抗原物质。荧光抗体染色方法的建立对病毒学的发展有着重要的意义。通过普通光学显微镜看不到的病毒，应用免疫荧光抗体染色方法可以确定病毒在细胞内繁殖的位置，了解病毒不同细胞间的繁殖扩散情况，每种病毒的繁殖特点，以及病毒与宿主细胞之间的相互关系。因此，免疫荧光方法是研究病毒感染过程及发病机制的有力工具，且已取得很大成就。近年来，免疫荧光技术为病毒感染快速诊断开辟了一条广阔的道路。某些病毒感染的临床诊断已取得较好的效果。在病毒感染中，最先用免疫荧光试验快速诊断的是流感病毒，证明其有较高的特异性，其突出优点是速度快。此外，应用免疫荧光技术对病毒感染的脱落细胞、血液、脊髓液细胞、组织印片等进行了乙型脑炎、乙型肝炎、流行性出血热和疱疹等十余种病毒抗原的检测。

免疫荧光抗体染色法还适用于沙眼衣原体或支原体引起的泌尿生殖器官或

呼吸系统感染的病原体的检测。沙眼衣原体引起的泌尿生殖器官非淋菌性尿（阴）道炎或宫颈炎是目前国内、外较为严重的性传播疾病，并且其在西方国家的发病率已超过淋病，居性传播疾病的首位。我国的发病率仅次于淋病。沙眼衣原体是一种严格细胞内繁殖的病原微生物，它没有合成高能化合物如腺苷三磷酸（ATP）和三磷酸鸟苷（CTP）的能力，必须由宿主细胞提供。同时，衣原体能抑制细胞内溶酶体，从而避免了本身被破坏，能稳定地寄生在宿主细胞内，在宿主细胞内分裂繁殖，形成包涵体（膜包被大小不等的圆形小体）。衣原体的原体呈颗粒状，在电镜下呈球形，直径为200~300nm。它的大小介于细菌和病毒之间，因体积较小，一般染色不能识别。应用衣原体单克隆抗体免疫荧光染色诊断衣原体感染具有特异性强、敏感性高、简便快速等优点。衣原体在荧光显微镜下呈绿色点状荧光，细胞内衣原体包涵体呈绿色荧光、大小不等的圆形小体。

免疫荧光在细菌学中主要用于菌种的鉴定和抗原结构的研究。每种细菌都有特异性抗原，因此理论上应用特异性的荧光抗体，可以鉴定任何一种细菌。免疫荧光方法较其他血清学方法鉴定细菌的速度快、操作简单、敏感性高，并能做细菌形态学观察。但若菌量过少亦可能造成假阴性。此外，免疫荧光染色不能确定菌株的毒力和抗药性，故在细菌实验诊断中，不能代替常规诊断实验。不过由予这种检测方法速度快，对于某些传染病的防治，能及早采取针对性措施提出建议，从这个意义上讲，免疫荧光染色法有着特殊的意义。例如甲型溶血性链球菌感染对人类健康危害性很大，甲型溶血性链球菌的常规实验诊断要求分离培养，然后制取浸液做沉淀反应，需要很长时间才能得出结果。但如果用棉拭子从患者咽部黏膜获取标本，做涂片用抗甲型溶血性链球菌荧光抗体染色，很快就能观察到检测结果。一般认为荧光抗体染色法较常规鉴定方法的特异性和敏感性均高。此外对痢疾杆菌、霍乱弧菌和副霍乱弧菌、布氏杆菌和炭疽杆菌等的实验诊断均有较好的效果。在细菌实验诊断中，利用间接免疫荧光染色法，鉴定患者血清中的抗体更具有实用价值。

（三）在自身免疫病诊断与研究中的应用

随着免疫学的发展，学者们已日益深入地认识到很多疾病的发生与机体的自身免疫机制有密切关系。荧光显微技术作为一种研究手段，对探讨某些疾病（特别是自身免疫性疾病）的发病机制中起着重要作用。

自身免疫病可分为器官特异性和全身系统性两大类。器官特异性自身免疫病包括慢性活动性肝炎、肾小球肾炎、重症肌无力、甲状腺炎和变态反应性脑炎等。全身系统性自身免疫病包括系统性红斑狼疮、混合性结缔组织病和类风湿关节炎等。无论是哪种自身免疫性疾病，通常大部分患者体内均可检测出自身抗体（如抗核抗体、抗平滑肌抗体、抗骨骼肌抗体、抗线粒体抗体及抗甲状腺球蛋白抗体等）。检测患者血清内循环自身抗体，或对免疫球蛋白或补体在组织细胞中的定位，对自身免疫性疾病的诊断或探讨其发病机制具有重要意义。

检测患者体内的自身抗体主要采用间接免疫荧光染色法检测患者血清中的循环自身抗体，根据需要检测自身抗体的种类，可采取人或动物组织（如肝脏、平滑肌、骨骼肌、甲状腺或血液等）制成切片、印片或涂片，经固定，于-20℃条件下低温保存备用。之后采集疑诊为自身免疫性疾病患者的血液进行检测。若经荧光染色观察到某特异组织发出明亮的荧光，则表明该样本中检测到该组织的自身抗体。

（四）在寄生虫学中的应用

荧光抗体染色方法在寄生虫学中已被广泛应用，至今几乎各种类型的寄生虫均已用荧光显微技术进行了观察。荧光显微技术作为一种血清学检测方法，可用于寄生虫病的诊断、流行病学调查和治疗后的复查。荧光抗体染色方法操作简单、特异性强，敏感度高且直观形象，在寄生虫的临床实验诊断中得到了广泛的应用。

二、荧光免疫测定的应用

目前，时间分辨荧光免疫测定、荧光偏振免疫测定和荧光酶免疫测定都有全自动分析仪器，这些仪器具有试剂和样本条码识别系统，能自动加样、温育、洗涤、分离、测定荧光强度、处理数据和报告结果。

目前，时间分辨荧光免疫测定的应用范围十分广泛，该检测方法多应用于临床及生物分析领域，主要包括蛋白质、激素（肽类激素、甲状腺激素、类固醇激素等)、药物、肿瘤标志物、病原体抗原/抗体、人白细胞介素、肿瘤坏死因子和 γ 干扰素等。但是，随着近年来生物药物的广泛开发，在药物分析中的应用也逐渐增多起来。实验表明，通过采用时间分辨荧光免疫分析仪检测人血清中依那普利拉药物浓度的结果与放射免疫分析法检测结果之间无显著性差异，由于该方法无放射性污染，因此，其应用逐渐得到推广。

荧光偏振免疫测定特别适用于血清或尿液中小分子抗原物质的测定。该技术在很早时便有应用于抗癫痫药（苯妥英钠）和抗生素（庆大霉素）浓度测定的报道，人们也将之用于类固醇、儿茶酚胺等物质的检测。尤其适用于血清中或尿中微量半抗原的测定，实验过程中，通常是通过设立空白对照来达到除去一些内源性荧光干扰的目的。为提高检测的灵敏度，往往将相对大量的标本进行预处理以除去干扰成分。如测定血清地高辛之前，血清蛋白先进行沉淀处理可使检测项显著提高。此法也可用于毒物分析，如检测环孢霉素浓度等。目前已有数十种治疗药物、成瘾药物、维生素和激素等采用荧光偏振免疫测定法进行定量检测。

荧光酶免疫测定可用于多种抗原或抗体的检测，如细菌及毒素抗原、病毒抗体、激素、肿瘤标志物、过敏原、心肌损伤指标和凝血因子等，但鉴于标本荧光干扰问题，临床应用相对较少。

第八章

酶免疫技术

第一节　酶免疫分析

酶免疫分析（EIA）是将酶催化作用的高效性与抗原抗体反应的特异性相结合的一种微量分析技术。酶标记抗原抗体后形成的酶标记物，既保留抗原或抗体的免疫活性，又保留酶的催化活性。当酶标记物与待测样品中相应的抗原或抗体相互作用时，可形成酶标记抗原抗体复合物。利用复合物上标记的酶催化底物显色，其颜色深浅与待测样品中抗原或抗体的量相关。该方法灵敏度可达到 pg/mL～ng/mL 水平。常用的标记物有辣根过氧化物酶（HRP）和碱性磷酸酶（ALP）等。

均相酶免疫分析属于竞争结合分析方法。其基本原理是利用 Ab-E 结合 Ag 形成AgAb-E复合物后，标记酶（E）的活性会将被减弱或增强，通过直接测定系统中总的标记酶活性改变，确定 AgAb-E 的形成量，从而推算出样品中待测 Ag 浓度。主要有酶增强免疫测定技术和克隆酶供体免疫分析。

异相酶免疫分析为抗原抗体反应后，需先将 AgAb-E 与 Ab-E 分离，然后再测定 AgAb-E 或 Ab-E 催化底物显色的活性，最后推算样品中待测 Ag 的含量，是目前应用最广泛的一类标记免疫测定技术。依据测定方法是否采用固相材料吸附抗原或抗体，又分为异相液相和异相固相酶免疫分析两类。前者反应原理同放射免疫分析，酶标记抗体（抗原）和待测抗原（抗体）均为液体，免疫反应在液相中进行，最后须用分离剂将游离酶标记物与结合酶标记物分离后进行测定。固相 EIA 需先制备一种固相抗体（抗原），再与样品待测抗原（抗体）以及酶标记抗体（抗原）反应，经洗涤去除未结合的游离酶标记物后，即可对结合于固相载体的抗原抗体酶标记物复合物进行测定。

一、均相酶免疫分析

均相酶免疫分析是利用酶标记物与相应的抗原或抗体结合后，标记酶的活性会发生改变的原理，可以在不将结合酶标记物和游离酶标记物分离的情况下，通过测定标记酶活性的改变，从而确定抗原或抗体的含量。均相酶免疫分析主要用于小分子激素、药物等半抗原的测定，均相酶免疫分析的优点是适合于自动化测定，但反应中被抑制的酶活力较小，须用高灵敏的光度计测定，反应的温度也需严格控制，其应用相对局限。最早取得临床实际应用的均相酶免疫分析是酶增强免疫测定技术，随着新的均相酶免疫试验的发展，目前最为成功的是克隆酶供体免疫分析技术。

（一）酶增强免疫测定技术

酶增强免疫测定技术（EMIT）其检测原理是具有抗原及酶活性的 Ag-E 与 Ab 结合形成 AbAg-E 后，标记的酶（E）与 Ab 接触紧密，空间位阻影响了酶的活性中心，使酶活性受到抑制。加入未标记抗原（Ag）后，Ag 即与 Ag-E 竞争结合反应系统中限量的 Ab 形成 AbAg，从而使 AbAg-E（酶活性被抑制）的比例减少，具酶活性的游离 Ag-E 增多。最终测得的酶活性随着反应体系中未标记抗原（Ag）浓度的升高而增强。

（二）克隆酶供体免疫分析

克隆酶供体免疫分析（CEDIA）的检测原理是克隆合成某种功能性酶分子的两个无酶活性片段：酶受体（EA）和酶供体（ED）；用 ED 标记抗原（Ag-ED），反应系统中加入相应的 EA、Ab 及样品抗原 Ago 由于抗原抗体间的亲和力大于 ED 与 EA，因此反应时 Ag-ED 和 Ag 易与 Ab 结合形成复合物 AbAg-ED，其中的 Ag-ED 由于空间位阻干扰不能与 EA 结合，而游离的 Ag-ED 则可与 EA 结合成有酶活性的全酶。故反应液中游离的 Ag-ED 随着未标记 Ag 量的增多而增加，使最终加入底物后测得的酶活性与样品 Ag 含量成正比。

二、异相酶免疫分析

异相酶免疫分析的基本原理是抗原抗体反应平衡后，须采用适当的方法分离游离酶标记物和结合酶标记物，然后对底物的显色程度进行测定，再推算出样品中待测抗原（或抗体）的含量。依据测定方法是否使用固相支持物，又分为液相和固相酶免疫分析两类。

（一）液相酶免疫分析

异相液相酶免疫分析主要用于检测样品中极微量的短肽激素和某些药物等小分子半抗原，其灵敏度可达 ng 至 pg 水平，与放射免疫测定灵敏度相近。但因酶标记物具有更好的稳定性，且无放射性污染，故近年来有取代放射免疫测定的趋势。

异相液相酶免疫分析根据样品抗原加样顺序及温育反应时相不同而有平衡法和非平衡法两种。

1. 平衡法

系将待测样品（或标准品）抗原、酶标抗原及特异性抗体相继加入后，进行一次性温育，待反应达平衡后，再加分离剂。经离心沉淀后，吸弃上清（含未与抗体结合的游离酶标抗原），测定沉淀物（酶标抗原抗体复合物）中加入酶底物液后的呈色光密度值，绘制标准曲线，即可测得样品中待检抗原含量。

2. 非平衡法

则是先将样品（或标准品）与抗体混合反应达平衡，然后加入酶标记抗原继续温育一段时间，最后同平衡法进行分离游离、结合的酶标记物并测定底物显色等步骤。一般而言，非平衡法可提高分析测定的灵敏度。

（二）固相酶免疫分析

固相酶免疫分析（SPEIA），是利用固相支持物作载体预先吸附抗原或抗体，通过测定固相载体上的酶标记物催化底物生成的有色产物，确定样品中抗原或抗体的含量。其特点是将抗原或抗体制成固相制剂，因而抗原或抗体在与标本中抗体或抗原反应后，只须经过固相的洗涤，就可直接分离抗原抗体复合物与其他成分，大大简化了操作步骤。目前应用最广泛的是以聚苯乙烯等材料作固相载体的酶联免疫吸附试验（ELISA）。

三、酶联免疫斑点测定

酶联免疫斑点试验（ELISPOT）是通过两种高亲和力的特异性抗细胞因子抗体来检测淋巴细胞分泌细胞因子（CK）或其他可溶性蛋白情况的一种方法。淋巴细胞在体内被抗原激活后，或者在体外培养中被培养液中含有的特异性抗原或刺激剂激活后，将这些细胞转入ELISPOT培养板中。这些活化的淋巴细胞所分泌的细胞因子，在孵育的过程中可在细胞原位被ELISPOT培养板上包被的特异性细胞因子抗体所捕获。将细胞和过量的细胞因子洗除后，加入酶标记的第二抗体，反应并洗涤后加入酶的底物，作用后可形成不溶的颜色产物即斑点，这种斑点可持久存在。此外，也可引入生物素-亲和素反应系统以提高检测的敏感性，操作中用生物素标记的检测抗体（第二抗体）替代酶标记的第二抗体，孵育后洗去多余检测抗体。然后加入酶标记的链霉亲和素，孵育后洗去多余酶标链霉亲和素，再加底物显色。最后每个斑点是激活的淋巴细胞分泌的细胞因子区域，代表一个活性淋巴细胞。实验结果可在显微镜下观察或使用酶联免疫斑点自动图像分析仪来进行计数分析。

该方法可在单细胞水平检测淋巴细胞对特异性抗原的反应能力、计数特异性抗原刺激下分泌性淋巴细胞产生的情况。ELISPOY比ELISA灵敏度高102~103倍。ELISPOT不仅能分析细胞因子分泌的总量变化，更能独特检测活化淋巴细胞的数量变化。ELISPOT可精确到检测出100万个淋巴细胞中的一个活化细胞的细胞因子分泌。理论上讲，所有能分泌细胞因子的细胞都可以用ELISPOT进行检测分析。实际应用中常见的检测细胞类型包括外周血单个核细胞（PBMC）、骨髓或者中枢神经系统以及淋巴组织的单核细胞悬液。ELISPOT是一个崭新的技术平台，适用于多种免疫学研究的精确分析。

ELISPOT的影响因素主要有：①细胞铺板浓度，细胞浓度直接影响结果的判断，细胞浓度过低时，形成的斑点数量少，致检测敏感度降低，细胞浓度过高又会导致背景太深，非特异性干扰增加影响斑点计数。②细胞孵育时间。③抗原刺激浓度，选择适合的抗原种类以及浓度，在该浓度范围内，实验组形成的斑点数较多，而对照组形成的非特异性斑点低，本底干扰小。

四、酶免疫分析方法的评价

酶免疫分析是目前临床免疫学检验领域的主流检测技术之一，其除具有高度的敏感性和特异性的特点，酶标记试剂比较稳定，而且易与其他相关技术偶联，因此发展迅速。均相酶免疫测定主要用于小分子激素和半抗原（如药物）的测定。它操作简单，易于自动化分析。但其最大缺点是易受样品中非特异的内源性酶、酶抑制剂及交叉反应物的干扰，而且灵敏度不及异相酶免疫测定。异相液相酶免疫测定主要用于检测样品中微量的短肽激素和某些药物等小分子半抗原，其灵敏度可达 ng 至 pg 水平。市场上各种符合质量要求的商品试剂盒（提供有包被好的固相载体，酶标记物及其底物和洗涤液等全套试剂成分）和全自动或半自动检测仪不断研发问世，极大地促进了酶免疫测定技术的普及。通过全自动酶免疫分析系统，计算机对各种数据自动进行处理，室内质量控制在一定程度上将由分析系统本身自动完成，从而避免由于人为因素对各项工作造成的干扰，使实验室检测结果更加准确、可靠。

第二节 酶联免疫吸附试验

酶联免疫吸附试验称 ELISA，是实验室最常用的检测方法。酶是能够催化化学反应的特殊蛋白质，其催化效力超过目前所有人造催化剂。ELISA 是将酶催化的放大作用与特异性抗原抗体反应结合起来的一种微量分析技术。酶标记抗原或抗体以后，既不影响抗原抗体反应的特异性，也不改变酶本身的活性。因此 ELISA 具有准确性高、检测时间短、价格低廉、判断结果有客观标准、结果便于记录和保存等优点，适合于大批标本的检测，广泛应用于食品安全检测、医疗检测以及免疫试验分析等领域。

一、方法类型和反应原理

ELISA 既可用于测定抗原，又可用于测定抗体。本法有三个必要的试剂：①固相化的抗原或抗体。②酶标记的抗原或抗体。③酶反应的底物。根据其测定抗原和抗体的不同，采取不同的测定方法。在测定抗原时，蛋白大分子抗原大多采用双抗体夹心法，而对于只有单个抗原决定簇的小分子，则采用竞争法；测定抗体通常采用间接法、双抗原夹心法、竞争法和捕获法等。

（一）检测抗原的方法

1. 双抗体夹心法

属于非竞争结合测定，是检测抗原最常用的方法，适用于检测含有至少两个抗原决定簇的多价抗原。其基本原理是先将特异性抗体与固相载体结合，形成固相抗体；加入待测标本并温育，使标本中的抗原与固相抗体充分反应，形成固相抗体抗原复合物，洗涤除去其他游离成分；然后加入酶标抗体并温育，使固相抗体抗原复合物与酶标抗体结合，形成固相抗体，待测抗原-酶标记抗体复合物（双抗体夹心），洗涤除去游离酶标记抗体；加底物，固相载体结合的酶可催化底物成为有色产物，根据产物的显色程度进行抗原的定性或定量检测。

经典的双抗体夹心法，均采用两步法，即待测标本与酶标抗体分开加入反应体系，两步温育。如果血清标本中有类风湿因子（RF）存在，则可出现假阳性反应，因为 RF 是一种抗变性 IgG 的自身抗体，它能与多种动物的变性 IgG 的 Fc 段结合，因此待检标本中含有 RF 时，RF 就可作为固相抗体和酶标抗体（均为 IgG）之间的桥联物，分别与固相抗体和酶标抗体的 Fc 段结合，从而产生假阳性反应。双抗体夹心法只适用于二价或二价以上的较大分子抗原的测定，不能用于小分子半抗原的检测。双抗体夹心法在临床上常用于乙型肝炎表面抗原、甲胎蛋白、HCG 等项目的检测。

2. 双位点一步法

在双抗体夹心法基础上，学者们进一步发展出双位点一步法。该法是针对抗原分子上两个不同且空间距离较远的抗原决定簇，分别制备两种单克隆抗体，在包被时使用一种单抗，酶标记时使用另一种单抗。测定时将含待测抗原标本和酶标抗体同时加入反应体系，两种抗体分别与不同的抗原决定簇结合，只进行一次温育，在洗涤后即可加入底物进行显色测定。但当待测抗原浓度过高时，过量的抗原可分别同固相抗体和酶标抗体结合而抑制夹心复合物的形成，出现钩状效应，显色降低，严重时可出现假阴性结果。必要时可将标本适当稀释后重新测定。

3. 竞争法

主要用于测定小分子抗原或半抗原。因大分子抗原具有两个以上的抗原决定簇，故多采用双抗体夹心法测定，而只有一个抗原决定簇的小分子抗原或半抗原（药物、激素等），只能采用竞争法测定。该法先用特异性抗体包被固相载体，然后同时加入待测抗原和酶标记抗原，待测样本中的抗原与酶标抗原竞争性地与固相载体上的特异性抗体结合，温育一定时间后洗涤，加入底物显色。

其特点是：①酶标记抗原与样品或标准品中的未标记抗原具有相同的与固相抗体结合的能力。②反应体系中，固相抗体和酶标抗原的量是固定的，且前者的结合位点数量少于酶标记抗原和未标记抗原的分子数量总和。③免疫反应后，结合于固相载体的复合物中的酶标抗原量（酶活性）与样品中未标记抗原的浓度呈负相关。

（二）检测抗体的方法

1. 间接法

检测抗体最常用的方法，属非竞争性结合试验。其原理是将抗原包被在固相载体上，加入待测样本，使样本中待测抗体与固相载体上的抗原结合形成固相抗原-待测抗体复合物，经温育洗涤后，加入酶标记抗抗体（亦称为酶标二抗），它是针对待测抗体的抗体，临床常用酶标羊抗人 IgG，经温育洗涤后，在固相载体上形成固相抗原-待测抗体-酶标二抗复合物，加入底物后根据显色的深浅确定待测抗体的含量。

间接法由于采用的酶标二抗仅针对免疫球蛋白的一种类别，且通常用的都是抗人 IgG，因此检测的抗体类别为 IgG，不涉及 IgA 和 IgM。此外，该法只须更换固相抗原，就可用一种酶标二抗检测标本中多种针对不同抗原的抗体，具有更好的通用性。但此法由于受血清中高浓度非特异性 IgG 的干扰，通常待测标本需经一定稀释后才能测定。间接法在目前常用于丙型肝炎病毒抗体、人免疫缺陷病毒抗体和梅毒螺旋体抗体的检测。

2. 双抗原夹心法

由于双抗原夹心法可检测某种特定抗体的所有类别 Ig，而且不受非特异性

IgG 的干扰，因此双抗原夹心法的灵敏度和特异性要高于间接法。其原理类似双抗体夹心法，操作步骤也基本相同，也可采用一步法，只不过由于机体产生抗体的量有限，一般不会出现钩状效应。临床上乙型肝炎表面抗体的测定常用此法。

3. 竞争法

抗体的检测通常不采用竞争法，但当相应抗原材料中含有难以去除的杂质、不易得到足够的纯化抗原或抗原性质不稳定时，可采用这种方法测定抗体。目前临床运用较多的是乙型肝炎病毒核心抗体（HBcAb）和乙型肝炎病毒 e 抗体（HBeAb）的检测。由于乙型肝炎病毒 e 抗原（HBeAg）较核心抗原仅多 29 个氨基酸，e 抗原很容易转变为核心抗原，因此对这类抗体的检测都采用竞争法，但具有不同的测定模式，抗原的固相既可直接进行，也可通过相应特异性抗体间接固相化。下面以 HBcAIb 和 HBeAb 为例分别说明原理。

（1）HBcAb 的竞争法：先将核心抗原包被在固相载体上形成固相抗原，然后加入待测标本和酶标记的特异性核心抗体，此时待测标本中的 HBcAb 与酶标记 HBcAb 竞争性地与固相载体上核心抗原结合，温育后洗涤，加入底物显色，显色的强弱与待测标本中的 HBcAb 的含量呈负相关。

（2）HBeAb 的竞争法：先将 HBeAb 包被在固相载体上形成固相抗体，同时加入待测标本和中和抗原 HBeAg，此时待测标本中的 HBeAb 和固相抗体竞争性地结合中和抗原 HBeAg，待测标本中 HBeAb 浓度越高，则与固相抗体结合的 HBeAg 就越少，反之亦然，温育后洗涤，加入酶标记的 HBeAb，酶标记抗体与结合于固相抗体上的特异性抗原结合，温育后洗涤，加底物显色，显色的强弱与待测标本中 HBeAb 的含量呈负相关。

HBeAb 的测定之所以采用此法，主要是 HBeAg 不稳定性所致，如在固相上直接包被 HBeAg，则会因为 HBeAg 向 HBcAg 的易转变性而导致测定误差。

抗体的竞争法测定不同于具有单个抗原决定簇的小分子抗原竞争法，其测定的可靠性主要受竞争抗体的特异性和亲和力影响，竞争抗体与待测抗体的特异性及亲和力越接近，则测定的可靠性越高。但竞争用的抗体均为相应抗原免疫动物所得，与机体感染后产生的抗体肯定存在差异。因此在目前 HBeAb 和 HBcAb 的临床检测中，常出现难以解释的结果，这与方法学固有的缺陷相关。

4. 捕获法

又称反向间接法。主要用于血清中特定抗体 Ig 类别的测定，目前最常用于病原体急性感染诊断中的 IgM 型抗体检测。由于血清中针对某种抗原的特异性 IgM 和 IgG 同时存在，IgG 可干扰 IgM 的测定。捕获法的工作原理为：首先将针对 IgM 的第二抗体（如羊抗人 μ 链抗体）包被于固相载体形成固相抗体，加入待测标本后，标本中所有的 IgM（包括特异和非特异的 IgM）即可被固相抗体捕获。第二步加入特异性抗原，其与固相载体上捕获的 IgM 特异性抗体（sIgM）结合，再加入针对特异性抗原的酶标记抗体，形成固相抗人 μ 链-IgM-抗原-酶标记抗体复合物，最后加入底物显色，即可对待测标本中抗原特异性 IgM 进行定性或定量测定。

此法须注意 RF（IgM 类）及其他非特异 IgM 的干扰。RF（IgM 类）能与固相载体上的抗人 μ 链抗体结合，并可与随后加入的酶标抗体（动物源性 IgG）反应，从而出现假阳性反应。而非特异性 IgM 在第一步温育中可与特异性 IgM 竞争性地与固相抗体结合，从而会影响测定的灵敏度。因此使用捕获法测 IgM 时，一般都要对临床标本进行适当稀释。标本稀释后，上述产生干扰的非特异 IgM 含量减少，而特异性 IgM 由于处于相应病原体的急性感染期，含量较高，在一定稀释后影响较小。某些病原体如 HBV 的慢性感染阶段，IgM 类特异性抗体也持续存在，只是滴度很低，如不对血清样本稀释直接测定，即使没有非特异 IgM 的干扰，阳性结果也没有急性感染的诊断价值。此法在临床上常用于病原体急性感染的实验室诊断，如急性甲型肝炎时可检测抗 HAV-IgM 抗体，急性乙型肝炎时可检测抗 HBc-IgM 抗体。

二、常见问题和原因

ELISA 以操作简便、灵敏度较高、特异性较好、经济安全等特点而在临床上广泛应用，尤其适用于基层筛查试验室乙肝和 HIV 抗体的检测。但其操作步骤较多，各个环节都可能对其检测效果产生影响。

（一）阴性对照出现阳性结果

造成该现象的原因可能有以下几种情况：

（1）试剂或样品可能被污染，或者由于孔之间的溅洒出现交叉污染。这时应当更换使用试剂，小心操作。

（2）酶标板洗板不彻底。应尝试用洗液充满板孔确保每孔被充分洗涤，洗板前确保所有的剩余抗体溶液被倒净。

（3）抗体量过多导致非特异结合。应该根据推荐用量使用抗体，尽量使用较少的抗体。

（4）夹心法、捕获法中检测抗体与包被抗体/抗原反应。应检查使用的包被抗体和检测抗体是否正确，两者之间不会互相反应。

（二）酶标板整体背景高

造成该现象的原因可能有以下几种情况：

（1）抗体非特异性结合。应确保进行了封闭并且使用的是恰当的封闭液，最好使用50%～10%、与二抗同种动物来源的血清或牛血清，确保板孔经过预处理以防止非特异结合，使用亲和力强、纯度高的抗体，最好经过了预吸收处理。

（2）底物结合浓度过高或反应时间过长。应调整底物的浓度，当酶标板显色足够进行吸光度读数时，立即使用终止液终止反应。

（3）底物溶液不新鲜或被污染。应检测底物溶液，正常的底物溶液应该是清亮透明的，如果变黄或其他颜色则是被污染的标志。

（4）底物孵育过程没有避光。底物孵育应该在避光环境下进行。

（三）吸光度数值偏高或偏低

造成的该现象的原因可能有以下几种情况：

（1）样品中待检抗原含量太低会导致测试结果偏低。可尝试增加样品的使用量或者更换一个检测更灵敏的方法。

（2）加入抗体量不合适会造成结果偏低或偏高。应确定使用的是建议抗体用量，或者为了使结果更好尽可能调整抗体的最适用量。

（3）孵育时间不够长会导致检测结果偏低。应适当延长抗体或抗原的孵育时间，确保待测样品与检测抗体能充分结合。

（4）孵育温度不适合。应保证抗体在最适宜并且稳定的温度下孵育，一般是室温（25℃）。

第三节　酶免疫测定的应用

酶免疫测定具有高度的敏感性和特异性，几乎所有的可溶性抗原抗体系统均可用以检测。它的最小可测值达 ng 甚至 pg 水平。与放射免疫分析相比，酶免疫测定的优点是标记试剂比较稳定，且无放射性危害。因此，酶免疫测定的应用日新月异，酶免疫测定的新方法、新技术不断发展。但酶免疫测定在医学检验中的普及应归功于商品试剂盒和自动或半自动检测仪器的问世。酶免疫测定步骤复杂，试剂制备困难。只有用符合要求的试剂和标准化的操作，检测才能获得满意的结果。

商品 ELISA 试剂盒中应包含包被好的固相载体、酶结合物底物和洗涤液等。先进的试剂盒不仅提供全部试剂成分，而且所有试剂均已配制成应用液，并在各种试剂中加色素，使之呈现不同的颜色。ELISA 操作步骤多，所需试剂也多，这种有色试剂既方便操作又有利于减少操作错误。ELISA 所有仪器除定量测定中必需的出色仪（专用的称为 ELISA 测读仪）外，洗涤板也极有用。洗涤机的使用不仅省时省工，而且也利于操作标准化，对中小型实验室是实用且易于接受的。但应注意在采用洗板机前，应先对洗板机的性能加以检定，确认各孔的洗涤效果是否彻底，且重复性好。

半自动和自动化 ELISA 分析仪亦趋成熟，并在大中型临床检验实验室中取得应用。自动化 ELISA 分析仪有开放系统和封闭系统两类。前者适用于所有的 96 孔板的 ELISA 测定；后者只与特定试剂配套使用。

均相酶免疫测定主要用于药物和小分子物质的检测，ELISA 则应用更为广泛，可用以检测的项目包括以下几个方面：①病原体及其抗体广泛应用于传染病的诊断，如病毒（如肝炎病毒、风疹病毒、疱疹病毒、轮状病毒等）、细菌（如链球菌、结核分枝杆菌、幽门螺杆菌和布氏杆菌等）、寄生虫（如弓形体、阿米巴、疟原虫等）。②蛋白质各种免疫球蛋白、补体组分、肿瘤标志物（如甲胎蛋白、癌胚抗原、前列腺特异性抗原等）、各种血浆蛋白质、同工酶（如肌酸激酸 MB）、激素（如 HGG、FSH、TSH）。③非肽类激素如 T_3、T_4、雌激素、皮质醇等。④药物和毒品（如地高辛、苯巴比妥、庆大霉素、吗啡等）。

参考文献

[1] 石林，董壮飞，吴贵荣．医学检验与临床常见疾病的实验室诊断［M］．兰州：兰州大学出版社，2018.

[2] 丁军颖，崔澂．医学免疫学检测技术及临床应用［M］．北京：化学工业出版社，2018.

[3] 郑铁生，倪培华．临床检验医学［M］．北京：人民卫生出版社，2017.

[4] 彭明婷．临床血液与体液检验［M］．北京：人民卫生出版社，2017.

[5] 胡旭．新编临床检验医学［M］．长春：吉林科学技术出版社，2019.

[6] 郑芳，王晓春．临床分子诊断学［M］．北京：人民卫生出版社，2018.

[7] 秦燕，陈英，刘丽娟，解学芳．临床实用医学检验技术［M］．北京：科学出版社，2018.

[8] 闵迅，黄健，杨艳．临床检验标本采集与质量控制［M］．北京：科学出版社，2018.

[9] 潘柏申，尚红．检验医学进展［M］．北京：中华医学电子音像出版社，2018.

[10] 陈福祥，陈广洁．医学免疫学与免疫学检验［M］．北京：科学出版社，2018.

[11] 黄宪章，徐宁，何敏．临床免疫学检验技术要求［M］．北京：人民卫生出版社，2019.

[12] 佟威威．医学检验的仪器与管理［M］．长春：吉林科学技术出版社，2019.

[13] 王霄霞，夏薇，龚道元．临床骨髓细胞检验形态学［M］．北京：人

民卫生出版社，2019.
[14] 陈小元，金征宇．临床分子影像检测技术［M］．北京：人民卫生出版社，2019.
[15] 吴忠道，汪世平．临床寄生虫学检验［M］．北京：中国医药科技出版社，2018.
[16] 宋文刚，李雅林，徐英萍．医学免疫学实验［M］．北京：科学出版社，2018.
[17] 王青．实用血细胞检验图谱［M］．上海：上海科学技术出版社，2018.
[18] 赵世芬．分析化学［M］．北京：人民卫生出版社，2018.
[19] 黄红兰，石金舟．医学微生物学［M］．武汉：华中科技大学出版社，2018.
[20] 刘成玉，林发全．临床检验基础［M］．北京：中国医药科技出版社，2018.